文經社

文經社

文經家庭文庫

68

醫師教你DIY

快速了解疾病與對策

長庚醫院內科主治醫師 褚柏顯 著

文經社

推薦序
完整而安心的診前資訊

新光醫院院長　洪啓仁

近年來，由於醫藥資訊的發達和生活品質的提昇，一般民衆對於攸關自己身體健康的醫療訊息多少會有所涉獵和認識。許多人就依照這些醫藥新聞上的描述，推敲自己身上的不適，進而尋醫求診，確實也解決了很多的病痛疾苦，得到早期診斷治療，維護健康。

然而坊間的醫藥書籍或日常的醫療報導，多半是以疾病爲中心，依此敍述單一疾病所呈現的各種症狀，卻鮮少告訴民衆同一個症狀可能是由不同的疾病所引起的，必需辨症論治，而不能對號入座，如以爲胸口痛就一定是得了心臟病、或手脚發痲就是中風的前兆，造成無謂的恐慌和困擾。

褚柏顯醫師的這本「快速了解疾病與對策」，則是由「症狀」出發，期望能釐清相同的症狀之下，所可能有的疾病種類，和各個不同疾病的治療對策。這對於習慣由報章雜誌的醫療報導來推測自己病症的民衆，可以說是一大福音。民衆可以據此瞭解症狀的可能源由，尋找適切的醫療救治管道。而臨床醫療從業人員也可以較容易和民衆溝通，釐正單一症狀必需鑑別診斷、謹愼檢查診療的醫療流程，減少醫病之間的衝突與誤解。

全民健保施行以來，民衆對於醫療品質的要求日益昇高，醫療資源的使用也日漸頻繁。本書恰可提供大家就醫時按圖索驥的導覽，針對自己的病症確切的求醫診治，減少不必要的醫療資源浪費和往復求醫的困擾，也能對醫病的溝通有所增進，使民衆的健康更有保障，故樂於推薦此書給社會大衆醫病之參考，並謹以此文爲序。

自序

幫助自己獲得高品質的醫療

褚柏顯

疾病的防治，主要是避開危險來源、早期診斷及早期治療等三大步驟。唯有適當的了解疾病的表現，才能使大家眞正有所警惕，卻又不致於恐慌。

在吳社長及敏鋒的策畫之下，針對疾病的對策，筆者嘗試著由「症狀」來看「疾病」，再找出治療的「對策」，其中經歷許多的修正和討論，才有這本結晶，提供大家一個比較明確、自我輔助診斷的方向。

書中特別設計的簡易流程圖，就是希望能夠在最短的時間內，找到疾病的對策方針，以便獲得更高品質的醫療。而目前電腦科技的「人工智慧」也已發展出一套輔助診斷系統，以減少錯誤率的發生，因應未來健保制度下，逐漸緊縮的醫療資源。

最後，感謝鄭惠信醫師給我的創作機會，以及志鳳、昀易和士瑩的不斷鼓勵，沒有他們，就不會有這些好的想法。

目次

目　　次

目　　次

第5章 暈厥，又急又猛，癒後差異大……71

目　次

十三

目　　　　次

1

第1章

頭痛，不一定「傷腦筋」

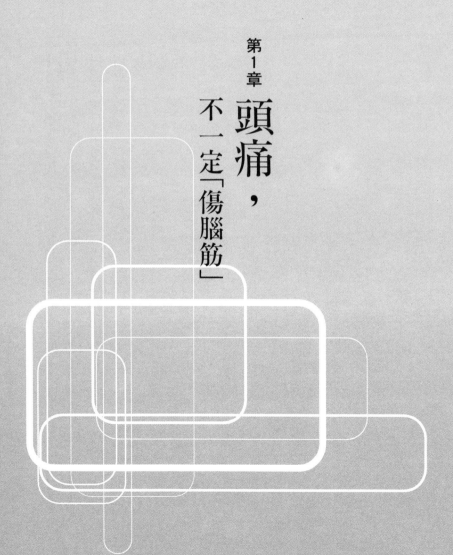

2

頭痛，舉世皆知、人人盡有的經驗，大多的頭痛原因並不是源自頭部本身，因爲頭部有疼痛神經的部分只在血管、硬腦膜和頭皮的肌肉上而已，所以頭痛可能只是因爲疼痛神經傳到頭所生成的。我們可以利用頭痛發生的部位和時間來作爲簡單的區隔。

3

依部位區分的頭痛

- 整個頭頭痛
  - 發炎性（白血球上升）
  - 外傷後（有撞傷或外傷的情形）
  - 顱內出血（多半有中風現象）
- 單側頭痛
  - 偏頭痛（典型的發作之前會出現「異象」）
  - 腦瘤（清晨型頭痛，併有「噴射性嘔吐」）
- 前額區頭痛
  - 眼科、耳鼻喉科、牙科疾病
- 後腦勺頭痛
  - 高血壓（未控制的高血壓）
  - 頸椎僵直化（頸部X光片有鈣化）
- 正中腦部頭痛
  - 壓力性（近來壓力大或緊張型人格）
  - 中小型血管炎（年紀大的人爲主）
  - 高血壓或心絞痛藥物（未控制的高血壓或服用抗心絞痛藥物之後）

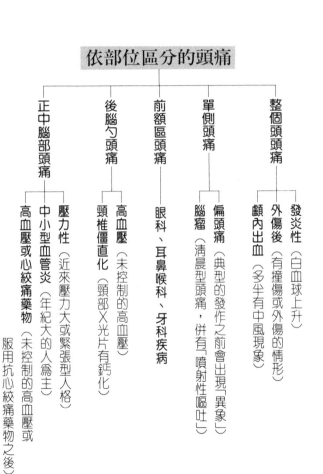

快速了解疾病與對策

4

依發作時間區分的頭痛

- 急性頭痛
  - 發炎性（白血球上升）
  - 顱內出血（多半有中風現象）
- 幾天型頭痛
  - 眼科、耳鼻喉、牙科疾病
  - 腦腫瘍（患有肺炎或先天心臟病）
- 幾周型頭痛
  - 腦瘤（清晨型頭痛，併有「噴射性嘔吐」）
  - 硬腦膜下出血（曾經撞傷）
  - 血管炎（年紀大又有發燒）
- 慢性、復發頭痛
  - 壓力型（近來壓力大或緊張型人格）
  - 偏頭痛（典型的發作之前會出現「異象」）
  - 頸椎僵直化（頸部X光片有鈣化）
  - 高血壓（未控制的高血壓）

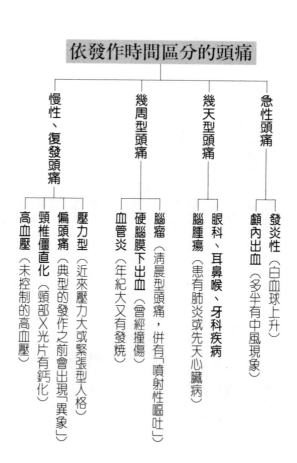

5

1. 依部位區分的頭痛

一般可以將頭痛分爲整個頭部、單邊、雙側太陽穴附近、前後腦袋，以及正中央型的頭痛。頭痛最嚴重的致命原因就是腦瘤，所以在下診斷前都得考慮是否爲腦瘤，以免誤診。

(1) 整個頭的頭痛

整個頭部的頭痛最常見，也就是脹痛，分不出單一痛的位置或是頭痛位置會「亂跑」。最多的原因是發炎，譬如一般感冒、腦膜炎。

一些車禍或外傷撞擊的頭痛和頭顱內出血的頭痛，也多是整個頭痛——腦壓上升，牽連了硬腦殼的疼痛神經。

(2) 單側的頭痛

單邊的頭痛，如果會左右互移，則要考慮偏頭痛的可能性；若是固定一邊的頭痛，則不可以忽視腦瘤的機率。

(3) 前額區的頭痛

前額區由顏面的第五對三叉神經掌理，神經分布區域內的眼球發炎、腫脹，鼻腔的發炎、鼻咽癌，以及平常的牙痛及喉痛，中耳炎等都有可能藉由神經傳導，牽連使前額疼痛。

(4)後腦勺的頭痛

一些高血壓以及頸椎硬化的退化疾病，較會引起後腦勺頭痛，因此初冬時節或未好好控制的高血壓患者，假如抱怨後腦痛，就要擔心中風的危險。

(5)正中腦部的頭痛

正中腦部的頭痛及兩邊太陽穴附近的疼痛，多半是因精神壓力、失眠所引起；少數銀髮族的太陽穴附近的中小型血管炎也會引起這部位的頭痛；某些治療高血壓或心絞痛的藥，因爲也是使血管擴張，必定衍生兩側太陽穴的頭痛。

2.依時間區分的頭痛

頭痛若只用部位來鑑定病因，可能不夠準確，不妨配合頭痛發生的時間長短，幫忙推測大概的原因。其可以分爲急性、幾天型、幾周型，及慢性反覆發作四大類別。

(1)急性的頭痛

急性的頭痛，往往是急性發炎感冒，或腦內出血急性期的現象。

(2)幾天型的頭痛

一旦延續幾天以上，則可能是發炎的部分還沒治好，例如眼壓上升的青光眼，或是耳鼻喉科、牙科方面的疾病。

(3)幾周型的頭痛

頭痛如果持續了一兩周，就要當心腦瘤或是急性腦出血的血塊未散。這時醫生應要小心的詢問病人是否有步伐不穩、雙重影像的症狀，以明確釐清。

(4)慢性、復發的頭痛

反反覆覆的慢性頭痛，則可能是精神上的壓力、失眠，及偏頭痛或頸椎僵硬、高血壓引起的後遺症，不應太擔心其他的毛病。

頭痛千變萬化，而且吃藥的效果起伏不定，不是很容易治療；還好頭痛最多的是感冒、或牙齦發炎等容易自癒的毛病。

*重要的頭痛疾病

頭痛的原因許多是重疊，很難只依部位或時間畫分，例如發炎型、外科型或精神型、神經型，需要另外整合說明。

〈發炎型的頭痛〉

發炎型的頭痛算是最常見的，尤其是感冒時，或眼科、耳鼻喉科的感染發炎時，甚至牙科的疾病也牽連在內，少數是因爲免疫系統所引起的血管炎。以上全都歸爲發炎型。

◎腦膜炎，小病患較常見

腦膜炎在台灣偶爾有見，小朋友因爲抵抗力差，感染機會也就大一些，發生的頭痛以整個頭全痛爲多。

細菌性腦膜炎相當危險，死亡率很高，最常的情形是原本發炎，如肺炎或頭部外傷，而在發燒中又有神志不清，以及頸部僵直，無法彎曲，那麼就得小心腦膜炎了。

養鳥以及養鴿人家，由於鳥糞中含有一些的黴菌，也會使一些抵抗力差的成年人（如年長、肝硬化、癌症等）被傳染。爲了鑑定細菌及黴菌、病毒種類，醫生一般是抽取脊椎液來化驗培養，其危險性很低，也不會有所謂古人抽「龍骨髓」的副作用。

◎顳部血管炎，年逾五十的男人小心

在兩側的太陽穴有顳葉血管通過，五十歲以上的男人（尤其七十歲以上）可能會有發炎細胞侵入，因爲白血球也會加入戰場禦敵，而出現胃口不好、倦怠的現象，太陽穴兩側持續的痛，並且伴有發燒。

顳部血管炎的特徵是會使得發炎指標的「紅血球沈降速値」上升到五〇以上，同時需要使用副腎上腺素，以抑制血管發炎，才能改善頭痛。

◎牙科、耳鼻喉科、眼科的發炎

牙科、耳鼻喉科、眼科三大類的發炎，是因爲其屬於三叉神經系統分布的路徑，以及連接骨腔的關係——多半會引起局部的前額頭痛。以下是一些相關的可能疾病：

眼科：青光眼、結膜炎。

牙科：牙齦炎、牙周病、蛀牙。

耳科：中耳炎、外耳炎、內耳炎。

鼻科：鼻竇炎。

喉科：咽喉炎、鼻咽癌。

這些發炎亦會引起發燒及化膿，所以偶爾也造成整個頭部的疼痛，否則一般是只會導致前額痛。在治療上，只有追根究柢地把發炎的部分根除，才可望改善頭痛。

整個頭痛的發炎型頭痛，都是急性發作的；而前額痛的發炎型頭痛，一般源自於病情未能控制好，所以是在數天後才發生；血管炎頭痛，則不易診斷，通常都在詳細檢查數周後，才找出眞正病因，而以副腎上腺素治療。

〈外科型的頭痛〉

所謂外科型的頭痛，指的是可能需要腦神經外科幫忙的頭痛，因爲其可能是來自顱內出血、硬腦膜下出血、腦瘤或腦膿瘍的病症，不經由開刀恐怕無法痊癒。

◎顱內出血，很多是高血壓患者

顱內出血是腦內血管破裂引起的出血，血塊通常集中於腦內，造成腦內浮腫、腦壓上升，壓迫到周邊好的腦組織。一旦傷及控制呼吸、心跳、血壓及神智的大腦或延腦，病人就會在短期內死亡。

這種頭痛之所以來得很快，就是因爲腦壓上升，並伴有嘔吐、噁心和半身不遂的情形。高血壓的患者是最主要的好發族羣——血管在長期的高壓下形成硬化，而且又容易脆裂。

一般而言，此時血壓反而不宜太急速下降，應該緩慢的以幾天內控制住就可以了，以便腦內的循環維持一定的順暢。當壓迫到腦幹（基本生命中樞），或是造成腦水腫時，都應立即尋求腦神經外科協助，除去血塊以降腦壓。

◎硬腦膜下出血，可能記憶喪失

硬腦膜是在頭殼下最外的一層，當有外傷，如跌倒、車禍或被棍棒打到時，就比較容易發生這裡的細小微血管出血，而累積血塊，例如許信良先生的腦出血就是。

由於這一硬腦膜區的空間較大，通常會在一兩周之後、血塊累積到了一個大量，才會壓迫到腦部，或牽扯及神經，引起莫名其妙的頭痛；更特別的是，可能有記憶喪失、脾氣改變或大小便失常等症狀。

老人家若不留神，常會滑倒，撞到桌角或牆壁，起初總是不以為意，但家人其實可以觀察到他們的記憶力似乎急促減退，有時彷彿變了另一個人，那就要小心是不是有硬腦膜下出血——要靠腦部電腦斷層來幫忙診斷。

一旦確定，又有神智失常的問題，醫生應考慮照會神經外科，一同商量是否要立即鑿一引洞、流出血塊，以減輕頭痛和回復精神。

◎腦瘤，少見但會致命

腦瘤原本就不多，約只有萬分

之一的機率，而且多在四十到六十歲的壯年期，因爲會致命，所以要小心。腦瘤的頭痛通常是一陣一陣地持續幾周，並且會在腦瘤長大後、腦壓上升，導致激烈的「噴射型嘔吐」——尤以在淸晨時爲主。

腦瘤的腦壓可以利用眼科的眼底鏡測得；眞正位置則要靠電腦斷層掃描或血管攝影來定位。目前的腦神經外科進展相當神速，除了以往的開刀治療，也利用立體定位方式，結合腦瘤放射科，將「質子刀」或「輻射刀」等科技運用在手術上，不但更準確，而且病人傷口又小，甚至可以由鼻內進入，幾乎沒有外在疤痕。

◎腦膿瘍，不易診斷

腦膿瘍多半由於鼻腔發炎或肺瘍膿而傳入腦子的，或者先天心房或心室中隔缺損的心臟病，也會把原本不屬於腦內的病菌傳播進去，一發不可收拾。

腦膿瘍的發病期短者幾天，長者幾周都有可能，會引起頭痛，但卻不一定發燒，所以不容易診斷。可是一經確定爲腦膿瘍的發炎，就要注射強力抗生素，並以外科輔助，抽出或引流出膿液，否則其將會在腦中擴大或潛伏而不易根治。

◎頸椎僵直化，屬於退化性毛病

某些風濕性關節炎、類風濕性關節炎會引起頸脊軟骨部分的鈣化，甚至於移位，壓迫到附近的神經，造成手麻，而壓迫的神經節愈高、愈接近中樞神經，影響愈大，但頭痛多局限在後腦的位置。

當僵硬的退化產生後，在X光下可以看到變形，甚至斷裂的部分，這時應利用腦神經外科的經驗，及早開刀矯正，或以鋼條固定，不然可能最嚴重到四肢麻痺，而癱瘓臥床。

〈精神與神經型的頭痛〉

頭痛其實最多是精神壓力造成的，部分則由神經引起，因此很多人會不斷長期頭痛，特別是在太陽穴附近。

◎壓力型頭痛，最普遍

壓力型頭痛多半發生在四十歲以下，除了雙側太陽穴附近，有人會擴及整個頭部，彷彿是孫悟空的緊箍咒，出現帶狀的緊縮頭痛，而且持續不止。

仔細詢問發現，這些人近來多有明顯的壓力，或許是個人、家庭、職業或社會，經常焦慮不安、心情低落或同時有失眠的困擾。

壓力型頭痛以X光或腦波檢查，都是正常而找不到原因的。惟有當解除壓力的來源，或添加「解憂劑」作治療時，病情如果可以改善，才能得到部分印證。

◎偏頭痛，常被誤用

15

偏頭痛不是單純的單邊頭痛，其有許多亞型，各有不同的症候。

「典型偏頭痛」在發作前，常有一些特別的「異象」，例如閃光、視野中盲等等現象，而且眞的是單邊頭痛，但也會左右互換；一旦嘔吐之後，頭痛反而改善了。

「常見偏頭痛」則多半發生在女性月經前，出現如同血流脈動般一波波的頭痛，可是發作前並沒有「異象」。

其他型態的偏頭痛，則和家庭遺傳有關，仔細問診可以溯及他的許多家人也有同樣的困擾。

第2章
胸痛，高血壓和心臟病助長惡勢力

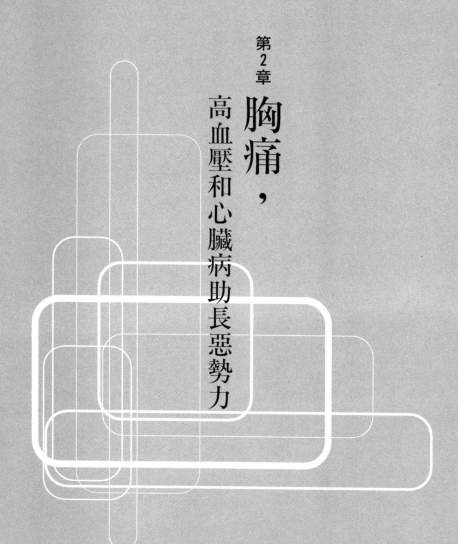

心臟疾病已經躍居現代文明病之前茅，尤其是俄羅斯總統葉爾新的心肌梗塞，更引起舉世矚目，因爲它不只關係到一個人的生死，更涉及全球核武的動向及世界安全。

在台灣，也逐漸有心臟疾病增加的條件，例如壽命的延長，飲食習慣改變後，高血脂、高血壓、糖尿病患者逐日累增，及瘾君子的加多，在在都使得冠狀動脈硬化機率提高，尤其在強大的社會競爭壓力下，形成了更多的敵意心理，也拉抬心肌梗塞的比例。可惜的是，對於心臟疾病，我們不是太疏忽就是太緊張，經常引起不必要的慌張，或沒辦法接受住院的事實。

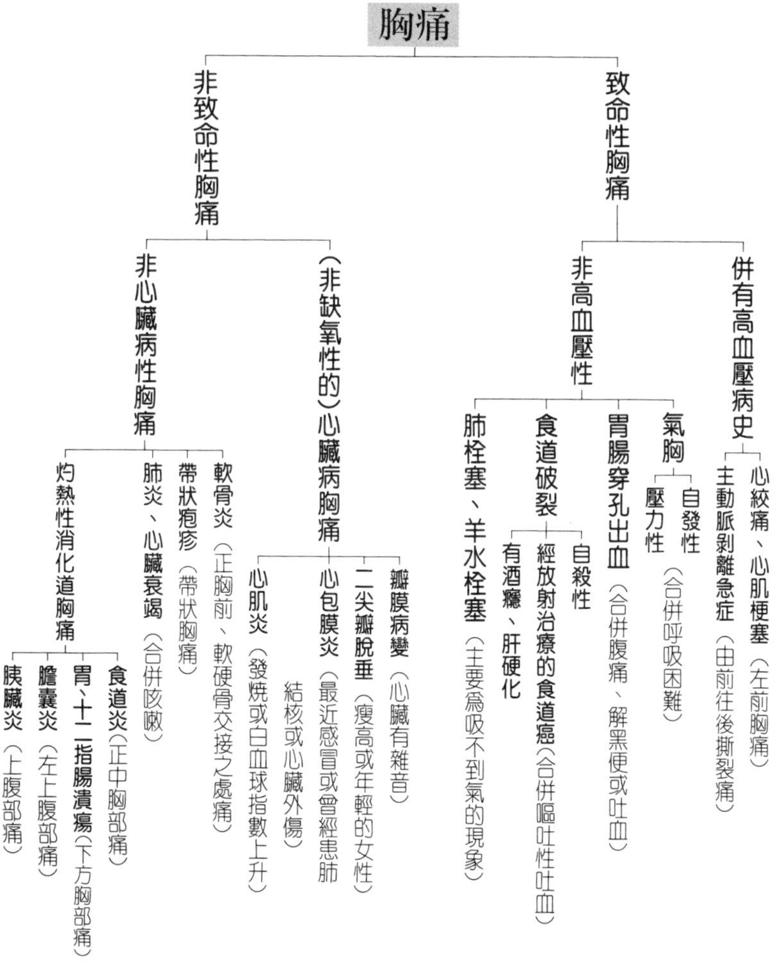
胸痛
非致命性胸痛
非心臟病性胸痛
灼熱性消化道胸痛
食道炎（正中胸部痛）
胃、十二指腸潰瘍（下方胸部痛）
膽囊炎（左上腹部痛）
胰臟炎（上腹部痛）
肺炎、心臟衰竭（合併咳嗽）
帶狀疱疹（帶狀胸痛）
軟骨炎（正胸前、軟硬骨交接之處痛）
（非缺氧性的）心臟病胸痛
瓣膜病變（心臟有雜音）
二尖瓣脫垂（瘦高或年輕的女性）
心包膜炎（最近感冒或曾經患肺結核或心臟外傷）
心肌炎（發燒或白血球指數上升）
致命性胸痛
非高血壓性
肺栓塞、羊水栓塞（主要爲吸不到氣的現象）
食道破裂
自殺性
經放射治療的食道癌（合併嘔吐性吐血）
有酒癮、肝硬化
胃腸穿孔出血（合併腹痛、解黑便或吐血）
氣胸
自發性
壓力性（合併呼吸困難）
併有高血壓病史
心絞痛、心肌梗塞（左前胸痛）
主動脈剝離急症（由前往後撕裂痛）

1.致命性胸痛

〈併有高血壓的胸痛〉

⑴心絞痛

心絞痛是心臟肌肉暫時性的缺氧所引起的胸痛，主要是因為冠狀動脈血管硬化及部分的血栓阻塞，只要血流重新通過，胸悶就可以解除。

心絞痛的典型症狀，不僅醫師，也是病人應牢記在心的，因為關係到治療的成功率和日後的復發率、死亡率。

眞正的心絞痛，胸口會有一種緊迫感，彷彿是大石壓胸或被緊身衣束綁著，令人透不過氣來而呼吸急迫，甚至於往喉頭或左手臂緊縮。全身冒冷汗，虛脫或噁心感、頭暈等症狀都很常見。

胸悶痛通常是發生在清晨或運

21

動後，及飽餐一頓後。初期發病時間間隔較長，而後逐漸頻繁，甚至不動也會痛。每次發作起來大約十至二十分鐘，多半休息之後就會逐漸緩和。舌下甘油硝酸片非常有緩解之效，可以在三分鐘內就解除該次的「緊箍咒」。有這些徵兆的人其實十分幸運，因爲至少有心理準備和就醫時間。

(2)心肌梗塞

一旦血流沒法子通過，也就是心臟的某段血管全部阻塞，心臟肌肉就會在三十分鐘左右因缺氧而受損，連帶影響心臟的壓縮幫浦功能，甚至發生線路傳導異常的心律不整。所以心肌梗塞是心絞痛的一種悲劇結果。心肌梗塞的病人會更加不舒服，胸痛更厲害，而且有生命危險！因此一定要分別清楚，應特別注意以下兩點：

一、胸悶痛超過二十分鐘以上，休息也不管用。

二、兩片舌下甘油硝酸片也不能改善。

一旦出現其中一種情況，就要立即緊急就醫，因爲絕大部分的心肌梗塞的死亡都是發生在最初的「黃金一小時」。很多人到達醫院的急診室之前，就因引發致命的心室顫動或心室搏動心律不整而死亡。惟有非常完整而優秀的緊急醫療系統才可能挽回生命，否則即使救回一命，也難免留下腦死植物人的悲憾。

事實上，醫師能作的最重要的是確定診斷——可以借助病發的詳細心電圖，及血中的特殊心肌酵素酶分析。

只要確定爲心絞痛，最近又頻頻發作，或是胸痛加劇，稱爲「不穩定型的心絞痛」，其會在短時間內形成百分之二十五的人心肌梗塞死亡。這就是爲什麼必須盡早確定阻塞的位置，以決定應否開刀或疏通。

心肌梗塞發生後，愈早使用特殊的血栓溶解劑，重新打通冠狀動脈的機會愈高；如果超過六個小時，機會就很低了。而且一定要在十二小時內施救，否則只能抱著「死馬當活馬醫」的心態姑且一治了。

一般而言，在急診室診治後，要再至心臟內科加護病房去度過最危險的七十二小時，然後轉入病房治療，接著約在五至七天之內，對略有胸悶患者完成第二階段的血管攝影，以決定如何解決阻塞的心血管。其間只要有異常的胸痛或其他併發症，就會提早或延緩這些流程。一般多是二到三星期後可以出院；三個月之後，恢復正常的平日生活。

(3)主動脈剝離急症

主動脈是心臟血流的最主要管路，上到了鎖骨部位後轉彎，再往下輸送到腹部以及左右兩脚。所以，一旦發生任何傷害，必定會有可怕而致命的後果！例如蔣緯國先生即是主動脈剝離。

痛不欲生的撕裂之苦

主動脈剝離常發生在由上往下的胸部主動脈，會由血管壁的第二層裂開，而且通常是往下剝開。

這種剝開感覺，最傳神的描述就是「彷彿一把利刃由背後插入，往下繼續砍。」，這是醫學教科書上的金科玉律。

中年高血壓患者是危險族群

因爲先天或後天的血管壁脆弱，在血壓上升時，主動脈剝離將像決堤一般地不可收拾，除非立刻降下血壓或開刀治療。

中年以上的人，主要是因高血壓形成主動脈的粥狀硬化，而沈積了膽固醇在上面，造成內壁的脆裂，一旦血壓沒有好好的控制，就會勢如破竹般地剝離。其他較少見的原因包括車禍時前胸撞到方向盤，或梅毒第三期以上傷及大血管內壁等，由於血壓的失控，造成更大的剝離和致命傷害。

自來水公司的血管一旦破裂，沿線的用戶就會缺水而叫苦連天；同樣的，身體內主動脈剝離，也會造成沿路嚴重缺血，或心臟外膜積水、甚至被「塡充」飽滿，導致心臟無法壓縮而死亡。

若往腦部的血管裂開，則會中風；往腎臟或脊髓的血管被剝離的話，腎臟將缺血而衰竭，下半身癱瘓，四肢可能缺血而壞死，最後不得不截肢。眞可謂——剝離之處傷亡慘重！

著重在穩住血壓

一旦有「利刃刺背、往下撕裂」的感覺時，就要立即到大型醫院急診，否則每小時有百分之一死亡率的可能性。

急診室通常在利用X光片、超音波或電腦斷層確定剝離的入口、位置及影響的部分後，首先一定要控制血壓，防止不斷的裂開及更嚴重後果，然後決定應否立即開刀，或是送往心臟內科加護病房治療。

血壓的控制是利用強力的降壓藥，盡可能的在最短時間內達到安全的最低血壓，再逐漸改以一般口服藥來穩住，多半在一星期之內可以轉入一般病房。

〈非高血壓性胸痛〉

(1)氣胸

除了致命性的心臟疾病以外，肺部的問題也會造成死亡。患者多半是年輕的男性，或曾經罹患肺結核、肺氣腫等慢性支氣管擴張。

氣胸是因爲肋膜或肺泡破裂，使得空氣只能單向灌入，而無法流出，所以每呼吸一次，就會使胸腔內的空氣又占更多的比例，只能如「單行道」般的繼續惡化。

氣胸的病人可能經常復發，譬如在閉氣或舉重時，只要用力讓胸廓內壓力上升，又會從肺泡裂開，造成另一次氣胸。

氣胸的治療原則就是「放氣」，避免累積更多的氣體，所以會使用針頭或胸管引流出來；大約一星期左右後，夾起來看看是否仍有漏氣，若恢復正常就能拔出。

當然，反覆發作的氣胸，或是肺內既存許多大氣泡，可以借助外科方式，把肋膜黏好。如果利用一些先進的內視鏡方法，更可減少胸部傷口的痕跡，促進復原的體力。

①自發性氣胸

瘦瘦高高的年輕男性有較高的機會發生「自發性氣胸」，其肺部外圍的肋膜突然破孔，原本與大氣層隔絕的胸廓，忽然壓力上升，使得如同海綿般的肺泡沒辦法打開來交換氣體，以供應全身的需要。

通常是單邊的肋膜破裂，即少了一半的換氣量，因此會突然發生單邊的胸痛，伴隨著呼不過氣來的喘氣，尤其呼氣時特別疼痛。假如氣胸的程度小於三分之一，而且沒有繼續擴大的跡象，則可以休息，並進行觀察，因爲身體會自行癒合，重新回復正常。

②壓力性氣胸

若是外傷（如車禍），或因爲

醫療的需要而插入鎖骨大靜脈注射，使得肋膜穿破，造成氣胸；萬一連對側的胸部也受傷，或有肺結核或肺阻塞的痼疾，產生的一些大型氣泡不幸也破裂時，就會導致致命的壓力性氣胸。

由於雙側氣胸，可能同時換氣不良，在短時間內造成缺氧，而手腳發紺、全身冒冷汗、呼吸困難。假如不立刻治療，將有生命危險。

治療氣胸首先要立刻舒緩肋膜的壓力，以重新打開肺葉，增加換氣的空間。

(2)胃腸穿孔出血

胸痛不僅僅可能是心、肺、血管的問題，也可能是鄰近器官的毛病，而合併了腹痛及出血，甚至於短期內的體重減輕等異狀。

由於社會壓力激增，許多人的三餐不準時、也不定量，往往草草了事，甚至不吃或以飲料代替；加上現代癮君子及酗酒的增加，十二指腸潰瘍及胃出血的人愈來愈多。

目前除了以爲胃酸過多是造成胃、十二指腸受傷之外，更多的主張認爲一種螺旋桿菌的滋生，是形成出血及潰瘍的主因。

胸痛加胃痛

平常老是上腹痛的潰瘍病人，突然劇烈的胸痛，尤其又伴有解黑便或吐褐色的血塊時，就要小心胃穿孔或十二指腸穿孔的可能性。

胃腸出血、穿孔的病人可能會

27

嘔吐不舒服或胸痛。因爲疼痛引起的冒冷汗、喘氣或暈眩也很常見。

一旦腸胃穿孔，就會造成腹膜發炎，症狀是微微發燒，心跳加快，最重要的是腹痛難耐。腹膜炎會痛到腹部連碰都碰不得，一摸就受不了，尤其是將手突然放開的刹那，腹肌痙攣硬化，眞是痛不欲生。

穿孔後的胃腸，氣體會漏入腹腔，坐著時因往上頂住了橫膈膜，每次吸氣就使肺部頂住，產生劇痛，而不敢深呼吸，只能淺淺的急促喘氣。

除了這種「胸痛加腹痛」的特色之外，醫生可以由白血球上升印證發炎程度，以及簡單的一張站姿或坐姿的胸部X光，排除肺炎、氣胸，並在橫膈膜下方發現氣體的存在，而幾乎可以確定是胃腸穿孔。

老病號小心

只有少數的胃腸出血者，在第一次就診就是穿孔。多半是反覆多次的潰瘍出血後，在初冬寒流來襲時，以爲又復發了，卻比以往更痛，或者合併胸痛及腹痛，就要提高警覺是不是要命的胃腸穿孔。

惡性腫瘤的可能前兆

另一類的特殊病人是銀髮族。他們平日不一定有胃腸潰瘍的毛病，但近日體重減輕、胃口下降、氣色不好，又忽然一陣胸痛或上腹痛，且漸漸發生腹膜炎的現象，則要考慮是否爲惡性腫瘤所引起的穿孔。腫瘤癌症穿透胃或十二指腸壁時，也會將空氣引入腹腔，造成發炎，但是卻不像一般的胃腸出血的老病號有著出血的前兆，反而是體重減輕等的癌症訊息。這些老人家通常都是開刀修補的時候，赫然發現腫瘤占滿了腸及胃的交口。後果比單純的胃腸出血穿孔更不好。

(3)罕見的食道破裂胸痛

整個胸腔裡面的器官都有可能引起胸痛，可是食道引發的則較爲罕見。

①自殺性

在台灣仍有不少人利用鹽酸或鹼粽的鹼來自殺，囚犯有以吞食湯匙或其他異物自盡，這類東西都可能傷害食道，前者使口腔到胃都遭到強酸或強鹼的腐蝕，後者尖銳的利端會刺穿食道，而引起胸痛。

這些自殺的病人，也許是在服毒時就把食道穿破，也許在出院後才穿破。

②食道癌經放射治療後

如果沒有自殺前科，且爲中老年男性，可能發生食道破裂者，通常是一些食道癌患者，尤其是經過放射治療之後。

食道本身就會因癌細胞侵透而穿孔，或是在放射治療後沾黏或變薄了，而在咳嗽或吃東西時發生不幸。

③酒癮的人以及肝硬化

性喜大量喝酒的人，可能在爛醉之後，忍不住嘔吐，此時由胃噴出食道的壓力十分驚人，甚至會使交縫的賁門形成條狀裂縫，引起大量出血——雖然不致食道穿孔，但是如果流血不止，仍有生命危險，必須開刀。

肝硬化病人的肝門脈因肝硬化而壓力上升，使得血液流回肝臟的路不順暢，在食道就會形成靜脈曲張的「靜脈瘤」，形狀和腿部的靜脈曲張相似，只是少了皮膚的保護，很容易在肝功能惡化時出血，造成生命危險。通常是以大量吐血來表現，胸痛則是因用力所引起的不適症狀。

發生劇烈胸痛時，如是曾服藥自殺或患食道癌的病人（尤其在作過放射治療後），就要考慮食道是否破裂。但如果合併了嘔吐及大量吐血，而且是喝酒過，就應朝食道內側撕裂及肝硬化的可能去想，否則容易喪失治療的先機。

(4)合併吸不到氣的胸痛

許多的致命胸痛多少都會帶有氣喘，但是有一類病人主要症狀是喘不過來，胸痛則只是一種附屬的表現，那就是羊水栓塞或肺栓塞。

①肺栓塞，病人逐漸增加

早年在台灣幾乎找不到肺栓塞病例，當時以爲東方人體質不會發生，但是後來由於醫生的警覺及儀器的進步，發現有愈來愈多人罹患了。

最容易產生肺栓塞的病人，多

半是因近來長期臥床休息、沒有走動，或是剛動完大腿骨折的手術而發生氣促，併有一些胸痛——和心絞痛的位置、特徵不同。

此外，也有一部分是因爲深部的靜脈曲張或阻塞，在躺太久、坐長途飛機或火車後突然發作。

這種原本屬於西方人的疾病，也因爲台灣的肥胖人口增加，靜脈的循環變差，而開始在靜脈形成血塊栓塞。

其實如果血塊不掉下來的話，靜脈血栓一般是沒有症狀的。假如大的靜脈血栓鬆動或逐漸增多後，就會被血流帶回心臟，經過肺動脈打入肺部時，因爲血管突然變細，而卡在肺血管內，造成血流阻塞。

小小的血栓，或許只是一陣子喘氣不順而已；萬一血塊衆多，塞住了一半以上的肺血管，那麼身體內的氧氣就會立刻不足，危及生命，得考慮開刀或冒較大的出血危險將血栓溶掉。

對肺栓塞的病人，有經驗的醫生應在看到喘氣的情形，就要將肺栓塞列入考慮，並立即使用核子醫學，找出阻塞的機率及位置。

一旦高度懷疑肺栓塞時，就應注入抗凝劑肝素，防止繼續的惡化，避免血塊更形加大。如果氧氣量不足以維持生理需要，就要選擇人工呼吸器或開刀。

否則，應在病情穩定後一周內，逐漸改用口服抗凝劑，而且至少

31

服用三個月，防範復發；當下次有較長時間臥床時，則須注射抗凝劑或定時下床散步，不可以一直躺坐在床上——這也是醫生鼓勵病人開完刀就盡早下床活動的道理之一。

②羊水肺栓塞，孕婦有難

孕婦在生產時，極少數可能因爲羊水流入母親的血中，引起肺栓塞，造成呼吸困難。一般的氧氣設備並不足以改善症狀，得利用氣管插管的人工呼吸器幫忙熬過最危險的關卡。

32

2.非致命性胸痛

〈非缺氧性的心臟病胸痛〉

胸痛是心臟科門診極爲常見的不適，醫生得花許多的注意力，來區別是屬於冠狀動脈阻塞的心絞痛及心肌梗塞，或是其他非致命性的胸痛。

冠狀動脈所引起的心臟痛，以下的危險因素越多，越容易罹患：原本有高血壓、糖尿病、吸菸、高血脂、早發性心臟病的家族病史，四十五歲以上的男性，或五十五歲以上的女性及停經十年者，以及具有敵意的個性等。

此外，胸痛是必要條件，即典型的心絞痛——運動或飽食後出現胸悶，延至脖子及左臂，持續二十分鐘，但休息就可以緩解，或舌下含甘油片也有效。

當必要的危險因子愈多，及合

33

併胸痛，就有七成以上的正確率，其餘就靠心電圖、運動心電圖、核子運動檢查，甚至於心導管來確定，以及用超音波來輔助評估心臟功能。

除了冠狀動脈阻塞之外，瓣膜狹窄、閉鎖不全、心肌肥厚增生及二尖瓣脫垂、心肌發炎、心包膜發炎等等心臟病也常伴隨胸痛。

(1)瓣膜病變

最具代表性的是主動脈瓣狹窄、肺動脈瓣狹窄，及嚴重的主動脈閉鎖不全等。這些是因爲瓣膜功能不良，引起血流不順暢，或供應的血流量不足，其之胸痛和心絞痛不易區別；而且主動脈鈣化的狹窄，其中有一半也伴隨冠狀動脈的問題，甚至在出現心絞痛後，如果病人都不肯治療及開刀的話，平均約只剩五年壽命。

(2)二尖瓣脫垂

二尖瓣脫垂是指二尖瓣太長，造成心臟收縮時，瓣膜部分垂吊入左心房，雖不會影響到正常的心臟功能，卻是近代醫學研究的一大主題。

二尖瓣脫垂在越戰時特別受矚目，因爲不少新兵發生了胸痛而沒辦法打戰，但又沒有明顯冠狀動脈阻塞的症狀，也不全像詐病，因此重新被研究。

事實上，此病以女性爲主，約

占女性總人口的百分之六；而且也是逐漸形成二尖瓣閉鎖不全的主因（不得不開刀更換瓣膜，這個毛病倒是五〇歲以上的男性爲多）。

二尖瓣脫垂的胸痛千奇百怪，或許短暫，或許持續一整天，可能輕微，可能厲害，不一而足，但是與典型的心絞痛不同。這類病人似乎都有著比較緊張的性格，容易呼吸不順暢、憂慮、心悸或冒汗；最準確仍得靠聽診及心臟超音波來確定。

從二尖瓣脫垂發展爲二尖瓣閉鎖不全的比率，十年內約有十五％，也較易引起心內膜發炎。因此，一般的二尖瓣脫垂患者三至四年應複查一次；若有二尖瓣閉鎖不全時，就要每年追蹤，看閉鎖不全的程度需不需要開刀，或是有沒有感染了細菌。

這類的胸痛都是良性的，不會引發心肌梗塞，這是比較可以放心的。

(3)心包膜炎

急性心包膜炎的胸痛，多半是之前先感冒，三天後發生像刀或針刺的前胸胸痛，甚至會像心絞痛般地傳達到下顎或肩膀，但是上半身若向前傾時似乎就會改善一些。慢性心包膜炎則與之前肺結核或心臟受傷有關。

心包膜炎與心絞痛不相像的是不會因爲用力或運動而加劇，也不因休息而舒緩；另外，深吸氣或一般吸氣時，由於牽扯到心包膜而會更痛。

診斷上得靠心電圖，及抽血化驗何種病毒性感染來印證。治療上，是利用單純的止痛藥和休息，大約在一至二星期內可以痊癒。

(4) 心肌炎

心肌發炎最不易診斷，表現症狀和心包膜炎有些類似，而且「胸痛」非常沒有特色。所以不能單從身體的不舒服來預估或診斷心肌發炎，應搭配心電圖、血中一些感染指標作爲佐證。

非缺氧性的心臟痛原因很多，雖和缺氧性的心絞痛很不一樣，但是未必能從病人的不適就可以立刻診斷，幸好它們不是有生命危險的胸痛。

〈非心臟病性胸痛〉

成人的胸痛中，除了因爲心理因素引起的二尖瓣脫垂，更多的就是胸部的肋骨或神經所導致的非心臟性胸痛。

(1) 軟骨炎

年輕人前胸部分如果偶有劇烈的疼痛，並持續一段時間（常會與心絞痛混淆），例如古代西施的「捧心痛」，就可能是一種發生在肋骨附近的疼痛。

這是因爲肋骨有軟骨和硬骨的接縫，當接縫處發炎，可能連帶使附近的肌肉或神經發炎，以手指往下壓或深呼吸時會變得更嚴重。

一般的止痛消炎片，就可以止住這種不適。

(2)帶狀疱疹

假如胸痛的分布彷彿是一條帶狀——由背部往前沿伸，則可能爲胸骨神經的問題，譬如老年人的「帶狀疱疹」或脊柱的退化性關節炎，壓迫或影響到這一條神經管轄的部位。

兩者的分別在於，如是帶狀疱疹，會出現紅、腫、熱、痛及小的泡狀疹子；退化性關節炎可用X光片來確定這兩脊柱之間的神經出孔，是不是被骨刺或脊柱的彎度所壓迫到。

某些特別的轉動運動，也常會拉傷胸肌而引起胸痛。診斷時，可以在肌肉的分布上，找到一個特別的「疼痛點」，並用物理治療來改善。

(3)合併咳嗽的胸痛

①肺炎

肺炎因有痰積在肺葉之中，而出現三大症狀：發燒、咳黃痰及白血球上升。這是老年人小小感冒不好後常引起的後果，因爲會感染敗血症，可能致命。

年輕人的肺炎，則是由於一些霉漿菌的感染，產生嚴重的乾痰，而胸痛就在肺炎的那一側，不像心臟痛都在左側。

感染肺炎的時候，旁邊的肋膜多半會連帶發炎，甚至造成肋膜積水，使略側邊的胸廓疼痛。咳嗽時，因爲得利用腹肌來用力咳嗽，也會產生胸痛。

②心臟衰竭

心臟衰竭的症狀特色，因心臟功能下降，全身的供血量下降，所以四肢較冷，而且倦怠無力；由於血液回流不順暢，右上腹的肝脹大而略痛、脚盤水腫。

當往肺部的血流不通暢，氣會喘不過來，連躺著也會喘，甚至睡到半夜可能因有窒息感而不得不坐起來。因爲流入心臟肌肉的血流相對不足，所以心臟衰竭的患者還會胸痛。

心臟衰竭的胸痛常合併有咳嗽，只是多半是清痰、泡沫狀的，最嚴重的可能帶些粉紅色的微量血跡——屬於肺積水最特殊的痰。

在治療方面，主要是減少血管的阻力和累積的多餘水分；如果可能，就用強心劑增加心臟的壓縮力量。

(4)灼熱型消化道胸痛

胸痛經常伴有上腹部的疼痛，

且與飲食時間有相當關係時，多半屬於「消化道胸痛」。

①食道炎

灼熱感的胸痛若發生在深夜，尤其在平躺之後，還會引發哮喘，呑東西時，胸部偶爾會有一陣不適、甚至感覺好像東西卡到，通常起因於「胃酸逆流的食道炎」。

食道發炎常發生在呑藥的時候，有許多人習慣一小杯水和著一把藥骨碌呑下去，還沾沾自喜自己的功力，殊不知，許多藥丸會沾在食道上，逐漸腐蝕，造成短期的食道炎。

最常見的食道炎乃屬胃酸逆流，因爲在此交界地帶並沒有眞正的瓣膜或環狀物來管制胃酸，於平躺或吃消夜之後就寢，多餘的胃酸就流入食道導致發炎，甚至胸痛，及嗆入肺部而誘發氣喘。

這類的病人有時得作相當複雜的胃酸定量，和利用鼻胃管來監視食道的酸鹼值變化，這樣在投予制酸劑的胃藥，或是阻絕酸離子的分泌後，多半可以獲得事半功倍的療效。

②胃、十二指腸潰瘍

這一型的潰瘍是最爲我們熟悉的上腹痛，有些人的疼痛部位會略爲上移而以爲是胸痛。

胃、十二指腸的潰瘍胸痛，是一種灼燒型的陣發疼痛，其之發作與三餐有關，也就是吃完可能不痛或更痛。

近年來，除了胃酸及保護膜的理論外，更多人認爲潰瘍是一種名爲「胃螺旋桿菌」所造成。換言之，以抗生素治療、消滅細菌後，確實可以改善灼熱的胃痛。

③肝膽、胰臟發炎

膽囊結石、膽囊炎或胰臟發炎，因靠近下胸部，偶會誤以爲是胸痛。

肝膽發炎，除了眞正的疼痛點集中在右上腹以外，黃疸、發燒和肝功能指數上升是最好的佐證，這是由於膽汁的正常管道受阻，引起的後遺症。

膽囊結石，或是好酒之徒，也會導致胰臟發炎。胰臟炎最特殊的是，病人吃了東西會因不能消化而吐出來。採取抱膝的前傾坐姿，可以使胰臟懸空、離開後壁的腹膜，減輕疼痛。

對於肝膽、胰臟發炎最好的治療，就是令腸胃道休息，意即採取禁食，再利用各式的引流技術，設法疏通阻礙的部分，以減緩胸痛、腹痛，及嘔吐、黃疸的症狀。

第3章

喘不過氣，

感覺最恐怖

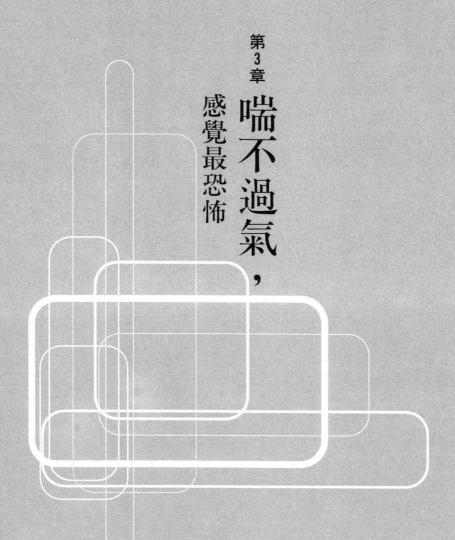

42

喘不過來，是很可怕的感覺，因爲可能會有「窒息」的恐怖情形，幸好「喘」和「心悸」一樣，雖然感覺呼吸的量不夠，卻不一定眞正「缺氧」或「心律不整」。

「喘不過氣」是病人的自覺，「缺氧」是診斷用的病名，並未全然相等，所以當呼不過來的感覺來襲時，首先要記錄每分鐘呼吸次數，如果二十五次以上，可能是眞正有問題了。

除了次數以外，也要注意是否伴隨了其他症狀，譬如是不是先胸痛，或有沒有冒冷汗、頭昏、發燒、或心悸，甚至完全失去知覺等等，或是反覆發作，以及在什麼情況下容易發生，或是要怎樣才能改善，都是追查原因的線索。

最初一般都先在走路一段距離才喘，接著走不了幾步就會支持不了地喘起來，然後嚴重到連睡覺都要躺很高，甚至躺三十分鐘以後，竟然會有換不到氣的感覺，要先坐一坐或開窗，才能改善。

廁所及洗澡的浴室，是眞正喘氣者的「恐怖箱」，常常洗到一半，就萌生「快氣絕」的感覺，不得不中止。

喘不過氣

- **躺著會喘**
  - 中風（半身不遂或意識不清）
  - 心臟衰竭（多半有心臟擴大或肺積水）
  - 呼吸衰竭（慢性肺阻塞的老毛病號）
  - 敗血症（合併發燒）
  - 肺炎（發燒、濃痰及白血球上升）
  - 慢性肺阻塞（經常抽菸的人）
- **走路會喘**
  - 空氣交換不夠的喘
    - 肺阻塞、肺栓塞（吸菸者或有靜脈栓塞）
    - 睡眠呼吸中止症（太肥胖或中樞神經受損）
    - 高山症（爬高山）
    - 肺炎（發燒、膿痰及白血球上升）
    - 矽肺病（礦廠工人）
    - 氣胸（健康的年輕人突然氣喘）
    - 潛水夫症（潛水員或隧道工人）
  - 體內攜氧能力不足的喘
    - 一氧化碳中毒（使用屋內瓦斯爐或關門發動車子）
    - 貧血（血紅素下降）
    - 先天性心臟病（心臟有雜音）
    - 流血過多
    - 遺傳性血紅素病（先天或有家庭病史）
  - 中樞神經失調
    - 中風（半身不遂或意識不清）
    - 腦腫瘤（頭痛或早晨有噴射性嘔吐）
    - 睡眠呼吸中止症（太肥胖或中樞神經受損）
    - 懷孕
- **突發性的喘**
  - 過度換氣症候群（壓力大的人）
  - 憂鬱症（年輕或銀髮族的性格焦慮者）
  - 氣喘發作（本身有氣喘病史）

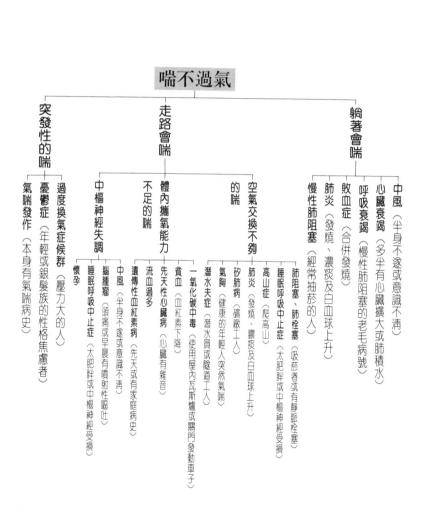

1.躺著會喘

持續地連躺在床上都會喘，每分鐘心跳次數在二十五次以上的成人，眞是要非常小心，尤其會利用胸部的肌肉費力的喘，或脖子的青筋呼吸時會腫脹的，更要提高警覺，因爲你可能在不停的冒冷汗之後，眞的呼吸衰竭了。

這類病人都是屬於較嚴重的，包括如腦中風、心臟衰竭、呼吸衰竭、敗血症、嚴重肺炎、慢性嚴重肺阻塞等。

2.走路會喘

最初可能是運動之後才會喘，譬如爬樓梯或慢跑後，就喘得不得了。可能的原因很多，可以分為：

(1)空氣交換不夠：肺阻塞、肺栓塞、睡眠中止症、高山症、肺炎、矽肺症、氣胸、潛水夫症。

(2)體內携氧能力不足：一氧化碳中毒、嚴重貧血、流血過多、遺傳性血紅素病、先天性心臟病、心臟病。

(3)中樞神經失調：中風、腦腫瘤、睡眠呼吸中止症、懷孕。

3.突發性的喘

指的是莫名其妙的喘，而且偶爾會快到每分鐘二十五次，但也會自行痊癒，彷彿沒事一樣，多半見於年輕人，尤其是女性，可能是過度換氣症候群或憂鬱症。

一般的氣喘急性發作也是忽然呼吸不來，但患者通常有病發史，也伴有「哮喘」的聲音。

*重要的喘氣疾病

本單元說明的喘不過氣疾病，不但臨床上常見，且是一般民衆較難從字面上看出其疾病意義。換言之，你實有必要一讀。

〈慢性肺阻塞〉

慢性肺阻塞是因爲小支氣管長期累積了一些結締組織，或是痰，及白血球的阻塞，破壞了肺氣泡的隔間，減少空氣交換空間，於是就會感到上氣接不了下氣，甚至眞的喘不過來，造成呼吸衰竭。

慢性支氣管炎和肺氣腫是主因

慢性支氣管炎和肺氣腫是慢性肺阻塞的兩大形成主因。

慢性支氣管炎，會使得病人長期支氣管發炎，甚至導致痰源源不絕的湧上來，於是患者全身大半的力氣都花在咳嗽上，呼吸當然不順暢，造成喘氣。這種病不但和一些遺傳病症有牽連，不良的空氣品質和抽菸，更會刺激支氣管壁發炎，以致情況更糟糕。

肺氣腫，則是原本細密海綿狀的肺部因隔間的肺壁被煙破壞，使得「海綿」產生相當大且多的孔洞，根本不能用來吸氣，只得仰賴其餘良好肺部組織來替代。不幸的是，在那些空洞之中，還會累積廢物，譬如痰及細菌，容易造成發炎感染。

慢性肺阻塞的人，可能單獨有支氣管炎或肺氣腫，也可以「身兼二職」——會加速肺功能的惡化，問題不止是吸氣時不易深入氣泡，吐不了廢氣才是主要癥結，致使肺氣泡隔間被破壞的程度更快更糟。

不易治療的痼疾

慢性肺阻塞最好的治療方法就是避免造成阻塞的原因，所以**首先應該「遠離煙害」**。

香菸不管是一手或二手、多手的，只要是菸皆有害，也不論淺煙、深煙之別。甚至舊日習慣用灶來燃柴炊煮的婦女，或職業病的礦工，及一些石灰工廠、瓷器的修坯工人等，也會因廣義的「煙」，種下肺傷害的禍因。

除了要避開香菸、柴煙及礦灰，立即戒菸，更可以收到立竿見影的改善。對癮君子來說，抽菸容易戒菸難，那麼不妨靠一些尼古丁貼片或口香糖來幫忙戒除「尼古丁上癮」。

接著要做的是以復健的方式重建肺功能，逐漸增加肺活量，改變胸式呼吸爲腹式呼吸；長期有缺氧現象的老病號，更要加上一些居家的氧氣治療。其他再配合一些輔助藥物，譬如用噴劑以及早期治好感冒，都能使慢性肺阻塞不發生急性衰竭。

肺部引起的喘中，慢性肺阻塞占了一大部分，加上肺會影響心臟，於是將可能引起心臟衰竭，使得呼吸愈喘，根本無法活動，晚上不能平躺入睡，特別是連在吐氣時，自己都可以聽得到哮喘的聲音。

〈高山症及潛水夫症〉

由於旅遊日益普及，帶動愈來愈多人參與珠穆朗瑪峰等世界級高峰的登頂，或是到馬爾地夫島去浮潛或東北角海中潛水，「旅遊醫學」因應而生，其中與喘氣有關的疾病，主要是高山症及潛水夫症。

◎高山症候群

所謂高山症，就是在二天之內，攀登的高度落差超出兩千公尺時，例如到尼泊爾、南美洲等高地，因而發生的喘氣，合併噁心、嘔吐、失眠、心悸及意識變差等症狀。

因爲急速登高而發生高山症，很多是年輕人。年輕人總是很急促的登高而沒有休息，或是喝了酒，或者本來就有肺部毛病時，將容易陷入呼吸急促、困難的痛苦中。

高山症一出現，接下來的兩天是最辛苦的。症狀會逐漸惡化，產生急性肺水腫及腦部水腫，二者使得呼吸功能逐漸衰退、意識變差，必須靠呼吸器度過難關。

因此旅遊時，要避免一天之內登高超過海拔落差二千公尺，至少要有一個晚上的緩和，使身體適應後再繼續攀登；原本有肺阻塞、曾經氣胸或心衰竭的人則不可以貿然去高山或尼泊爾朝聖。一旦在高山上突然發生呼吸困難、又喘得厲害的時候，就要考慮是不是罹患高山症，並且趕緊求醫解決。

◎潛水夫病

浮潛，因爲只在沿岸的淺水層欣賞海中風光，危險性不高，但是許多從事浮潛者往往會進一步加入深海探險的潛水活動，所以「潛水夫病」（或又名「減壓症候」）日有所聞。甚至於在隧道工作者，如果沒有經過減壓過程，也會發生。

當壓力突然改變兩大氣壓以上，或是很快由海中上浮五千公尺左右，就會使得原本溶解在血中的細微空氣，如同被釋放的精靈般地形成氣泡，充滿全身，引起四肢痛到喘氣的現象。

比較輕微的症狀，以四肢帶狀綁住的痛、腫、麻痺及皮膚紅或癢爲主。呼吸急促、有嗆到感覺、幾乎氣絕，及耳鳴、暈眩、麻木、心悸、胸痛，以致昏迷，則是較嚴重的。

治療方法就是立即再入高壓氧的氣艙內，將氣泡又溶入血中，然後呼吸純氧，重新、逐漸的緩和減壓，釋出氣體，才有機會痊癒。海軍總醫院、基隆海軍醫院及林口長庚醫院都有高壓氧的設備。

潛水夫病是會致命的，而且即使利用高壓氧治療，想要完全康復，甚至可能得耗上兩年，所以事前預防，謹守潛水的規範才是最重要的，不可因氧氣瓶不夠或驚慌而急遽上升，導致可怕的「減壓症候」氣喘。

〈成年人的先天性心臟病〉

先天性心臟病主要是因在母體內的胎兒期發育不全所致，但有大約百分之一的機會發生在出生之後的閉合不完整後遺症，機率也算不小。先天性心臟病的嚴重程度相距甚遠，能夠持續到成人期的，並不多見，通常以是不是會形成唇、四肢的發紫（發紺）來分成兩類：

㈠**非發紺性先天性心臟病**：心室中隔缺損、心房中隔缺損、雙瓣式主動脈瓣、大動脈弓狹窄、開放性動脈導管。

㈡**發紺性先天性心臟病**：法洛式四重症、EISENMENGER式症候群。

◎心中隔缺損

左右心房之間，原本有一卵圓窗，在出生後，因爲壓力差異會自動關閉，但有部分的人卻關得不完全，留下了「心房中隔的缺損」。喘氣的嚴重性視此洞口大小及位置決定，一般都在可以忍受的程度，只在年齡愈老、體力更差，心臟擴大了才會被注意到。

同樣的，心室之間在胎兒時期就已經完全封閉了，除非是一些德國痲疹、蒙古症的併發症等，方會造成心室的缺損。「心室中隔缺損」也有四種不同型態，造成的嚴重程度也不一樣，除了會喘氣以外，更易發炎導致心臟膜炎，或心臟衰竭，或主動脈瓣逆流等複雜後遺症。

不論心房、心室的各自左右之間的間隔應是完整無缺，一旦封閉不全，都可能氣喘不過來。

◎法洛式四重症

「法洛式四重症」是先天性心臟病合併心室中隔缺損、主動脈異位橫跨兩心室、肺動脈狹窄以及右心室肥厚增生（四項同時存在），

53

會造成血液由右心室流入左心室，也就是把氧氣量低的血流向左邊，當分布到全身時，氧氣不敷使用，容易一運動就喘而不得不休息，甚至要蹲下來才能暫時恢復體力。

所以法洛式四重症屬於發紺性的先天性心臟病，氣喘的狀況自不在話下，更會縮短壽命，生活品質低落。惟有盡早開刀修補，才能夠改善病情。

◎EISENMENGER症

開放性動脈導管也是一種能活到成年的先天性疾病，發生的位置在大動脈和肺動脈的相交處，本應在一出生就完全封閉，但少數人卻有殘縫，引起心臟發炎。

當開放性動脈導管、心房中隔缺損，或心室中隔缺損的病情，演變到心臟右側血壓高於左側時，可能會發生類似「法洛式四重症」般的發紺、全身的含氧量明顯不夠，造成心臟衰竭，使病人不只走路喘，連躺著也喘，這正是特殊的「EISENMENGER症」，其意味日後健康很不樂觀，甚至連開刀修補都已太晚，只能盡量利用藥物來控制心跳、血壓和生活品質，生命亦所剩有限。

其他如雙瓣式主動脈瓣以及大動脈弓狹窄等先天性心臟病，基本上較易導致心肌膜炎、動脈瓣鈣化和高血壓，不致有太厲害的喘氣。

54

〈睡眠呼吸中止症〉

急促的呼吸，也可能伴隨完全相反的情形——「中止呼吸」，這多半發生在晚上的睡覺期間，發現枕邊人的呼吸聲突然中斷，似乎完全停止呼吸了，幾秒鐘後再次恢復，這就是所謂「睡眠呼吸中止症」，很嚇人的。

睡眠呼吸中止的患者，很多是過胖體型的中年人，或常打鼾（仰睡時更明顯），如果經常有一搭沒一搭的呼吸，將會造成缺氧性的頭痛，而且好像永遠都沒睡飽似的。

睡眠呼吸中止的原因有二，一是大腦內的中樞神經失調，一是最常見的上顎內的懸雍垂往後阻塞。

當呼吸道阻塞時，血中氧氣量下降，二氧化碳因排不出去而累積在體內，經常會引起心律不整，如心跳中止六秒以上，甚至會引發致命性的心室顫動。通常在災難發生之前，人體會本能地喚醒病人急急地呼吸幾次，但隔一段時間後又故態萌發。

治療上，先記錄睡眠時氧氣量及呼吸次數，來證實睡眠呼吸中止的症狀，再利用氧氣或強迫灌注氣體的方式暫時解決問題，最後仍要以耳鼻喉科的手術，將下垂的懸雍垂用線吊高，並配合藥物刺激呼吸，避免呼吸中斷或心跳中止。

〈過度換氣症候群〉

壓力和憂鬱是社會文化之下的症候群，尤其邁入電腦時代，更多的資訊充斥，所獲得的資料增加了，判斷的原則卻更複雜，對於人生未來的掌握，反而愈行愈遠，所以「精神官能症」就多了起來。

先來作一小小的測試，以證明呼吸對人的影響程度——試著不停的深呼吸，並盡量加快速度（最好是每分鐘超出二十次以上），只要三分鐘左右，你立即可以感到頭昏目眩、全身沒力氣、四肢發麻發冷，甚至會覺得指尖有快要痙攣的收縮，漸漸的胸口發悶、冒冷汗、嘔吐。

在心電圖上，可以發現ＳＴ波有下降的變化，有點類似心絞痛時的缺氧現象；如果抽取動脈血液去分析，可見二氧化碳低於正常值，而且血液偏鹼性。

許多因呼吸到急診室來求治的人中，有一部分就是以暈眩、失去知覺來表現，多半是女性。除了呼吸速度較平常人快以外，幾乎所有的檢查結果都是正常，只有利用動脈血來查明究竟。

他們通常有一些近期的壓力存在，例如即將分手的男女朋友。有人把這種心理因素引起的喘氣，歸屬「歇斯底里」的現象。

當然，心病得心藥來醫，要找出患者憂慮的事情，加以剖析，使其能夠面對。**在發作之前，如果能夠自覺，可試著轉移注意力，或盡可能的壓慢呼吸**，有些人建議將嘴巴對著一只塑膠袋，就能增加吸入的二氧化碳含量，過度換氣不致惡化下去。

一些「解憂劑」或鬆弛肌肉劑也是不錯的療法，以減少發作的次數。**但仍應找心理醫師，設法找出疾病根源，以免變成不定時炸彈，嚇壞自己、親友，損及工作的機會，導致情況失控。**

有些人有明顯的「空間封閉恐懼症」，例如很怕待在電梯內，或有「懼高症」或「恐水症」，都和成長過程中的記憶和陰影有關；不過某些情境是不自覺的，如辦公室中的「恐慌」——害怕面對一些上司、同事或客戶。

這種「恐慌症」，在孩提時代，會以拉肚子或嘔吐，甚至「過度換氣症」來逃避，有時連自己或父母都沒注意到這兩件事的關連性。到了成年人，則以「精神官能症」的氣喘、失眠、噩夢來代替，壓力太大時還會激發出精神病症，嚴重到失去自覺的地步。

所以很多喘不過氣的毛病，潛

藏更多精神層面的根本癥結，而且非得靠精神心理治療不可。

第4章

心悸，可能很快，可能很慢

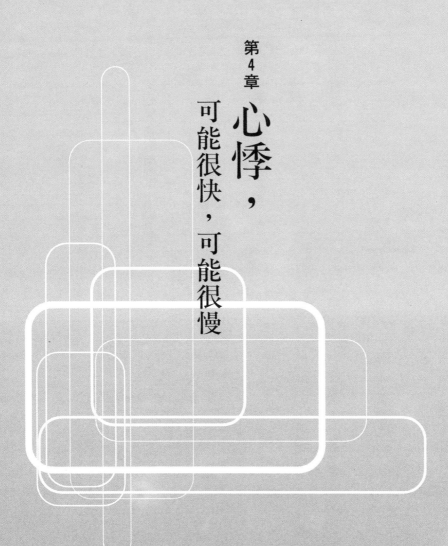

心悸

- 心跳每分鐘六十下以下（心跳過緩）
  - 病態性（暈厥，需要心跳節律器者）
  - 藥物性
    - 抗癲癇類
    - 抗高血壓類
    - 毛地黃類
  - 正常生理性（運動員或男性居多）
- 心跳每分鐘六十至一百下
  - 惡性心悸（合併冒冷汗、胸痛、昏厥、休克）
  - 良性心悸（沒有其他不適）
- 心跳每分鐘一百四十下以上
  - 心臟病的心律過快
    - 心室上方心悸（依心電圖來區分，通常沒生命危險）
    - 心室性心悸（依心電圖來區分，多半有生命危險）
  - 非心性的心律過快
    - 出血性（最近有流血的現象）
    - 懷孕
    - 甲狀腺機能亢進（怕熱、手發抖）

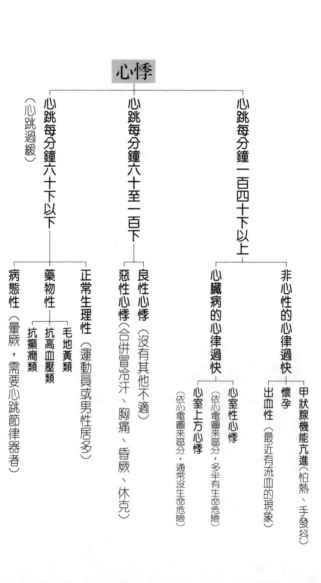

1.心跳超出每分鐘一百四十下的心悸

「心悸」是一種病人自覺的症狀，即使心跳每分鐘量起來只有七十下，只要病人覺得自己心跳不舒服，就叫作「心悸」了；但是會發生需要仔細治療的心律不整，多半是超出每分鐘一四〇下以上。

(1)非心性（不是心臟病）的心律過快

有許多原因會造成心跳過快，例如大量出血、嚴重發炎、甲狀腺功能亢進，甚至懷孕、恐慌以及運動之後。

(2)心臟病的心律過快

簡單的畫分過快的心律不整，以心室引起的，或是心室上方的結構引發的兩類爲主。

①心室性心悸

心室引起的過速心律不整，經常是要人命的。譬如心室搏動、心室顫動。其容易造成全身的供血量在短期內不足而出現頭暈、昏迷，以致回天乏術。所以這類的心室心律不整是惡性的，一定要立即施行人工呼吸及電擊治療，以便重新啓動心臟。這些心律不整多半伴有心臟的疾病，如冠狀動脈阻塞、心肌病變、心臟衰竭、瓣膜狹窄或閉鎖不全等等。極少部分的人卻怎麼也找不到心臟的疾病，而且在發作時病人血壓及意識穩定。

醫生通常以高頻率的導管射出方式，將迴路利用熱能來阻斷，也可以根本治癒，重返正常生活。否則，就得利用極新的技術，植入一組皮下電擊器以自動判斷，再釋出電量，來達到急救的目的。

②心室上方心悸

心室上方心悸就是「心室上頻脈」，即有問題的心跳迴路以及不正常發電點出現在心室上方，而且是偶然發作，並非持續存在的。

這類的心律不整又分「長期性」或「陣發性」。

一般的「長期性」**心律不整，是長期的心跳不規則，單單從把脈自己就可知道心跳不規則，但多半是在一定的範圍內跳動，**譬如每分鐘六〇到一〇〇下，或是五〇多下左右。治療上要設法先找出是不是有心臟的問題，例如心肌梗塞或風濕性心臟病或心臟瓣膜關不緊……等，以確定更深入的病因。

陣發性的心室上頻脈，顧名思義，病源在心室以上的部位，可能是自動的放出電源，或被誘導出來的，但是更可能是有一迴路的形成，使得「電路」繞圈圈。

另一大特色就是，他們如同「急驚風」般，莫名其妙突然就心跳一百五、六〇下，於是會心悸得非常不舒服，甚至於冒冷汗、呼吸不及、手腳發麻，以及有尿急感，更有少數人血壓下降或昏倒；神奇的是，這些症狀又會突然消失得無影無蹤，回復先前的正常。有些人會利用一些方式自己「終止」心悸，例如去「蹲廁所」，或洗冷水、冲臉，或是大咳幾聲……。

所有的心室或心室以上所引發的心悸，平時可以利用藥品減少病發的頻率及時間；(以往)或是嘗試利用開心手術找出病因來切除根治。

但是當心跳過速，引起血壓下降到休克的情形(收縮壓小於九〇毫米水銀柱)，或是意識不清時，就應立刻利用人工心肺復甦術以及電擊治療方式急救。

目前，更可以利用心導管來檢查兼治療，這就是所謂的「心導管電生理檢查」從大腿腹股蹊處藉由針孔放入心導管，再放進心臟內，找出「電路」，像水電工般的查出線路故障的部分，也就是放電點或迴路，再用「高頻率電波」的熱量，來阻斷、破壞多餘線路，使心律不整不再發生。

此一方式危險性極低，約只有百分之一，加上成功率高達九成，甚至九成七左右，只需要住院一晚

(復原)，隔天就可以出院，所以是目前心悸非常好的一種治療選擇。

最新型的救命工具稱爲「自動去顫放電器」(專供有生命危險的心律過快患者選用)，是將急救用的電擊器放在皮下，它會在心悸發生的三十秒內完成判斷，再次確認，並自動放電治療，同時記錄結果和過程，以供事後醫生判讀及調整。

2.心跳每分鐘六十至一百下的心悸

心跳在六十到一百下之內，仍有可能爲心律不整，並引起心悸，其種類很多。

(1)良性心悸

「良性」心悸指的是不會影響生命或有後遺症的單純心悸，**最多的原因是心理性的壓力。**

心理性心悸，在醫師的門診、聽診，甚至於心電圖或二十四小時分析都是正常的。這些人多半是年輕的女性，通常在家庭或事業上的瓶頸或壓力大時，或在生理期前後，或在喝咖啡或喝酒之後發生，甚至睡覺時也可以感覺到自己的心臟跳動聲，但是眞正去測量心跳並沒有異樣的快或慢。在心理學上，此類心悸也常發生在一些憂鬱症、恐慌症，或躁鬱的精神人格異常患者身上。

事實上，正常人偶然自己也會感覺心跳跳了很大一下，不跳時間好像也拉長了，之後又回復正常——這可以由全天候心跳監視器中得到印證。例如心室單純早期收縮、心房早期收縮、短暫心房顫動、甚或一度或二度的心房傳導阻礙（醫學的定義）等，這些正常人可能發生的良性心悸的機率隨著年齡增加而上升，但並不會因此惡化，或影響了壽命長短，或要加裝心律調節器，或提高猝死的機會！

(2)惡性心悸

所謂的「惡性」心律不整的心悸，代表這類的心悸可能來自極有問題的病因，而要深入的檢查，可是並不一定會致死或非常危險。

其中一種是「**短期的心室搏動**」，指的是小於三十秒的單純型態的心室搏動，當然可能略快——超出每分鐘一百次，但未必造成昏倒，因爲時間不太長，身體會自我調適，原因可能是心臟本身的冠狀動脈、心肌問題，或是服用某些藥物的副作用、電解質失調等，必須十分小心。

最常見的「心房顫動」，其心跳仍在正常範圍內，表示全身尚在一定的常態調節下，或只是早期的發生，特色在於每一心跳間完全的「不規律」，因此可能增加五倍的中風危險，如果又有風濕性心臟病的病因，那就又更可怕（得靠抗凝劑幫忙）。

「**二度以上的傳導阻礙**」，例如三度阻礙，或是二度二級的傳導問題，有時並沒有特別的症狀，但是即使是馬拉松的耐力運動員，也不該出現這種心律不整，所以需非常小心處理，以免有不良的後果。

大多數所謂的「惡性」心律不整的心悸，都應要有完整的心臟專科醫師的檢查紀錄——利用長時間紀錄儀、運動心電圖或超音波，甚至心導管的電生理學檢查，作心律線路的完整檢測，以決定下一步的治療方式。

3.心跳每分鐘六十下以下的心悸

少於每分鐘六十下的心跳，也就是六秒鐘內心跳少於十次，即所謂的「緩慢性心律不整」，應該多注意一下，**尤其當心跳少於每分鐘四十次時，更要留心。**

最要緊的關鍵是，當心跳過緩時有沒有任何的不適，例如很明顯的頭暈、昏倒、心悸不適、全身無力不能活動，或四肢發冷、呼吸困難，以及幾乎沒有尿量等，這些都是代表心臟的供血量減少，全身的根本需要不足，得靠進一步的醫療了。

(1)正常生理性心跳過緩

事實上，一般人常發生心跳每分鐘少於六十次或四十次，多半發生在睡覺中，或男性運動員，以及少數長期服用藥物的人（最多的是正在使用降壓藥的高血壓患者）。

(2)藥物性心跳過緩

以下三類是最常引起心跳過慢的藥物：

①毛地黃之類的強心藥。
②抗高血壓藥：乙種阻斷劑、鈣離子阻斷劑。
③抗癲癇藥。

在服用期間，應偶要量一量休息時的心跳及血壓，如果略緩（在四十到六十下之間），就看看是不是有前述的不舒服，然後試著散步五分鐘，再測一次心跳和血壓，若會回升到正常的六〇～一百下之間，又無其他症狀，就沒有關係，但應於回診時，和醫生討論、確認。

(3)需要心跳節律器的病態性心跳過緩

心跳節律器的使用日益頻繁，大約每百萬人約有四百人的比例，也就是每一萬人有四人左右要安裝節律器，以彌補心跳的不足。

最常見的原因是，年老退化性的心房竇病變，以致心跳的「總開關」心房竇的功能不彰，或根本不跳，或起動太慢，甚至是忽快忽慢，可能引起老人家的昏厥、跌倒、眼前發黑，以及中風，所以要裝上節律器。

其他原因包括線路傳導阻礙，或中繼站的「心房室結」發生問題，造成心跳的指令不能完整的傳到整個心臟，於是像家中的日光燈一旦啓動器故障，就會閃閃爍爍。

現在的心跳節律器設計得十分人性化，幾乎能夠替代正常的心臟線路，可以依人體的需要而增減跳動，甚至能平順的加減心跳的驟然變動，以減少我們感到心悸或頭昏的不舒服。

因爲電池技術的改善，目前約十年左右才要更換一次電池——只要在原傷口附近局部麻醉，切開五公分左右的傷口，就可更換電池，相當便利。

節律器的使用至少每半年追蹤一次，以確保正常運作，比較特別的禁忌大概只有在一些極強的高壓電場、核磁共振器、外科電燒器使用時要修正一下功能。

第5章

暈厥，

又急又猛，癒後差異大

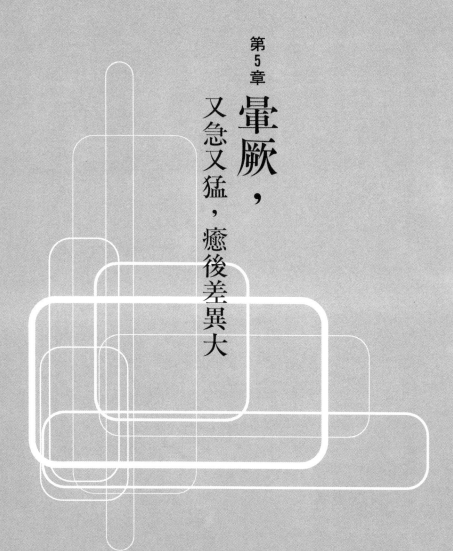

很多人有頭暈的經驗，尤其是蹲久了猛然站起來，或是突然遭遇心理打擊，都可能令我們覺得頭重脚輕，幾乎支持不住。因爲「暈厥」送急診的占就診率的三％，因此住院檢查的則有一％。

醫學上的「暈厥」指的是完全喪失知覺，無法維持原本的姿勢（例如站著忽然倒頭敲到額頭、咬到嘴角），但都會自行恢復知覺的。

與暈厥相當類似的是痙攣的「羊癲瘋」，或「頭昏」及「眼前一陣黑」等現象。

暈厥與心臟病息息相關

暈厥最常見的原因是副交感神經性的失調，約占三分之一，與心臟病有關的病因，則占了五分之一。

其他的暈厥因素就不一而足了，可能是精神性的、或神經痛，或根本就是癲癇症，也有部分是姿勢性或不明原因。

和心臟相關的暈厥，可以粗分爲心跳性或是阻塞性的兩大類。心跳性的（請參考第4章心悸），也許是太快（每分鐘達到一百四十下），也許是太慢（每分鐘低於四十下），擾亂了心臟的正常功能，造成腦部缺氧、缺血而失去知覺。

阻塞性的病因，有的是肌肉演變的阻塞，有的是瓣膜不易開啓，使得血流鬱積在「心」中，造就了腦缺血的惡果，以致暈厥。是不是會回復到正常，在治療之前是很難鑑定的。

暈厥的原因，可以藉由發生前後種種現象的詳細描述，獲得七成的初步推論，再以檢查來驗證其餘三成不明白的部分。

若是心臟引起的昏厥，則會伴有心悸、胸痛，並且幾乎每次發生的環境並不相同——有時早上、有時晚上，有時在休息、有時在運動。若是神經性的暈厥，多半有抽筋、吐白沫或雙眼上翻的痙攣前兆，甚至大小便失控。

檢查的時候，就依可能的原因去安排，例如心臟方面的，採用心電圖、二十四小時或心跳事項紀錄器、運動心電圖、心臟超音波……等。心臟性的暈厥，會因爲造成腦部的缺血，而引起痙攣，因此可能要用到心導管的冠狀動脈攝影和心臟電器生理學查驗。而痙攣或平衡感失調的，也許要靠核子醫學、腦波、電腦斷層器，及詳細的神經學檢查。

74

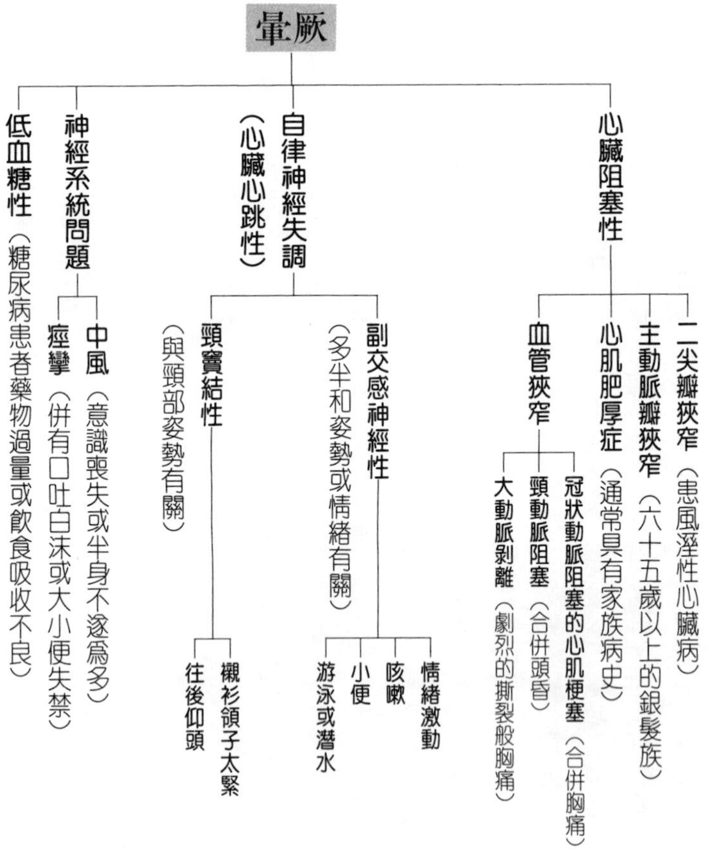
暈厥
低血糖性（糖尿病患者藥物過量或飲食吸收不良）
神經系統問題
中風（意識喪失或半身不遂爲多）
痙攣（併有口吐白沫或大小便失禁）
自律神經失調（心臟心跳性）
頸竇結性（與頸部姿勢有關）
襯衫領子太緊
往後仰頭
副交感神經性（多半和姿勢或情緒有關）
情緒激動
咳嗽
小便
游泳或潛水
心臟阻塞性
二尖瓣狹窄（患風溼性心臟病）
主動脈瓣狹窄（六十五歲以上的銀髮族）
心肌肥厚症（通常具有家族病史）
血管狹窄
冠狀動脈阻塞的心肌梗塞（合併胸痛）
頸動脈阻塞（合併頭昏）
大動脈剝離（劇烈的撕裂般胸痛）

1.心臟阻塞性的暈厥

阻塞性的心臟病主要分爲二種，一是瓣膜性的阻塞，一是血管性的阻塞，其他罕見的如腫瘤或血塊造成的，或心臟肌肉太增厚。

(1)二尖瓣狹窄

風濕性心臟病，是一種由於感染了鏈球菌所引起的心臟瓣膜病症，多半會使原本靈活開閉的瓣膜發炎而彼此黏結在一起，或是導致連接的肌肉變形，其中以左心房、左心室之間的二尖瓣狹窄最爲普遍。

一旦二尖瓣狹窄，血流當然不易由心房流至心室，長期下來就會使心房充血擴大，甚至逆流回肺部，引起咳嗽、氣喘，及心房顫動的心律不整，使得病人感到非常不舒服的心悸。最嚴重的二尖瓣阻塞又會併發急促的心律不整，遂產生暈厥的現象。

風濕性心臟病的治療重點在「預防」，當喉頭感染了鏈球菌後，一定要定時長期注射盤尼西林，以免細菌毒素及免疫系統不斷的破壞瓣膜，引起沾黏。換言之，經濟富裕、公共衛生進步之後，鏈球菌將會減少，連帶的風濕性心臟病的罹患率亦下降很多。

成人當阻塞厲害時，可利用心導管，以特製的雙囊氣球撐開連接的瓣膜部分；或以傳統開刀手術，來修補或更換新的人工瓣膜。抗血栓凝劑的使用，可免心房內因為血流不順而逐漸累積、形成血栓血塊，以減少中風的機率。

(2)主動脈瓣狹窄

主動脈瓣掌管心臟血液輸往身體各部位的關卡，假如狹窄了，則會使得心臟本身的供血不足，引起胸痛或心絞痛；流向大腦的血少了，就可能暈厥或中風；一旦全身的供血都不夠時，表示到了心衰竭的末期，平均只剩兩年的壽命。

六十五歲以上的銀髮族，原本每天平均活動一萬四千次的主動脈瓣，由於久而久之的退化，以及鈣化的沈積，造成瓣膜增厚，形成了主動脈狹窄，同時常併有其他血管的疾病。

由於心臟的適應力很好，且顧及風險，因此一般建議是當有了心絞痛、暈厥或心衰竭等現象時才開刀；否則就應待心臟擴大到一定程度或壓力差異明顯增高了，方考慮動手術。目前開刀方式除了傳統的中央開胸法以外，更有在特別情況下，開約十公分內的傷口，利用內視鏡更換人工瓣膜。

台灣已進入高齡化時代，主動脈狹窄的比率勢將增加，隨之而來的暈厥也可能多了起來，所以老人家和家屬都應注意此一病症。

(3)心肌肥厚症

一些具有遺傳病史的家族中，有人主動脈瓣下方的左心室出口處心肌肥厚，造成了阻塞、狹窄，產生類似主動脈瓣狹窄的暈厥、胸痛等。

在心室出口阻塞與風溼性心臟病差異很大，其特徵是，惡性心律不整的機率高，患者多半較年輕，也不像風溼性心臟病會合併二尖瓣狹窄，利用超音波及心導管檢查將更能確定。

治療上以藥物爲主，即盡量改善肥厚部分的壓力變化，與減少心律不整的發生。萬一相當嚴重了，可考慮心導管栓塞法、開刀，或以心跳節律器改善，以延長生命。目前全球醫界的努力方向，仍朝遺傳方面著手——設法直接修正心肌細胞上錯誤的遺傳指令，以預防進一步的肥厚。

(4)血管狹窄

這方面的心臟本身的冠狀動脈阻塞（心肌梗塞）、頸動脈阻塞，和大動脈天生或後天剝離的阻塞，都可以引起致命的心律不整、腦循環不足，與全身血流下降，造成暈厥。

以上疾病主要仍與高血壓、高血脂、抽菸等息息相關，屬於動脈粥狀硬化之類。在治療上，以預防更嚴重的血栓形成或血管收縮爲主，並利用導管疏通阻塞，或採用開刀手術繞道重接一條新路來循環，挽回缺氧的組織。

其他一些心臟血塊或腫瘤引起的阻塞，或者如心臟的外膜發生大量積水，而使心臟沒法運作的暈厥，都不多見。

2. 自律神經失調的暈厥

自律神經是指交感神經及副交感神經，分別掌管激動或鬆弛的狀況，也是影響暈厥的原因。

(1) 副交感神經性暈厥

最常見的暈厥，是由於副交感神經過度的活躍引起，譬如說突然看到多年不見的老朋友，或驚聞親人不幸的噩耗，而大量出血昏倒，都是日常或電影常見的情節。劇痛之後失去知覺，或所謂的「嚇昏」，也是因爲副交感神經非常的興奮所致。

副交感神經的總源頭是第十對神經，當它被刺激時，心跳將會減緩，甚至暫時停止，使得血流積在四肢或無法流回腦部，造成昏倒。

治療原則是避免被刺激，立即坐下來，把頭夾在雙膝中間，或躺下來、將雙脚墊高，迫使血液流回頭部，度過那一刻就可以回復正常了。

其他較少見的副交感神經暈厥的原因，包括用力連續咳嗽，或男性站著小便，及某些人忽然潛水或游泳、臉泡入冷水時等。治療上，因爲涉及自己體內的交感、副交感系統的平衡狀況，無法單靠藥物或特殊的儀器來治癒。

(2)頸竇結性暈厥

由於襯衫領子太窄，有些男性在一陣用力或突然回頭時昏倒；有的女孩子去美容店洗頭，在脖子往後仰冲水時，忽然失去知覺。這兩種型態的暈厥，都可能有頸竇結的毛病。

所謂「頸竇結」，指的是位於脖子兩側的神經結，可以左右心跳或血壓，當被太大力壓迫或勒住的時候，它就會發出神經命令，使得心跳突然中止（有時會超出三秒），或血壓急促暫時下降，造成人一下子就不醒人事了。

這類的人平日應穿較寬領的衣服，不要被按摩頸部，仰頭的角度也不要太大。假如經常復發的話，應該服用一些刺激心跳或血壓的藥物；萬一心跳暫停，則要裝置心跳節律器來幫助心跳的正常。

第6章

腹痛，

人人有經驗，卻易輕忽

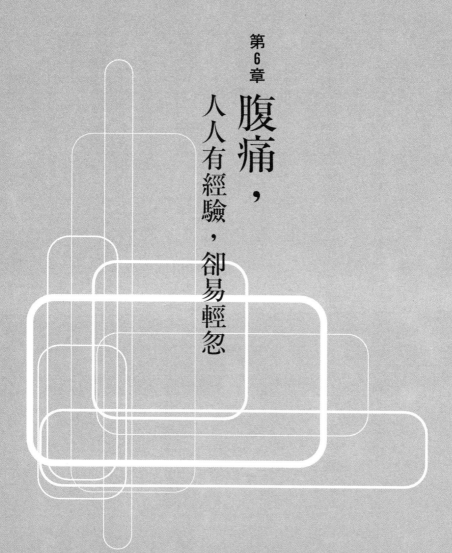

82

肚子痛相當常見，幾乎沒有人可以倖免，而且因爲腹痛「可大可小」——從簡單的拉肚子，到需要開刀或有生命危險的癌症，都可能以單純的腹痛來表現，所以我們應多加注意。

以部位來區分腹痛是較簡單的方式。我們嘗試把腹部劃成一個「井」字（中間就是肚臍的部分），用以分別說明內部的器官：

1. **右上腹**：以肝膽系統爲主，旁邊的大腸、小腸以及肺部都可能被牽連到。
2. **正上腹**：胃、十二指腸以及胰臟都屬這區，但附近的心臟和食道也許會被誤判。
3. **肚臍周圍**：在這裡是小腸和子宮。
4. **右下腹**：大腸與盲腸爲主。
5. **左下腹**：大腸。
6. **左上腹**：脾臟和部分大腸轉彎位置。
7. **正下腹**：膀胱以及一些女性生殖器官。

在急診室裡，醫師的立場在找出哪些是急需開刀處理的疾病，歸類爲「外科性腹痛」；其他則可以花時間仔細盤查的，稱爲「內科性腹痛」，需用內科藥物治療。

「外科性腹痛」如急性盲腸炎、腸胃穿孔、血管阻塞或破裂、子宮外孕或膽囊炎等；「內科性腹痛」則如胃腸潰瘍、單純膽結石、腎盂炎等。

腹痛

- 右上腹
  - 膽囊炎、膽結石（合併發燒）
  - 肝炎、肝硬化、肝癌（B型或C型肝炎帶原者）
  - 肝膿瘍（併有右上腹痛、發燒，糖尿病、肝硬化病患易感染）
- 正上腹
  - 十二指腸潰瘍、胃潰瘍（飢餓或剛吃飽時疼痛）
  - 急性胰臟炎（有酒癮或膽結石病史）
  - 慢性胰臟炎（曾罹患急性胰臟炎）
- 肚臍周圍
  - 腸阻塞（腫瘤或腹部曾動手術）
  - 腸胃炎（陣痛並常有腹瀉或嘔吐）
- 右下腹
  - 盲腸炎（腹痛常由肚臍往右下腹移動）
  - 腸阻塞（腫瘤或腹部曾動手術）
- 左下腹
  - 憩室症（四十歲以上、左下腹疼痛一兩天又便秘）
  - 腸阻塞（腫瘤或腹部曾動手術）
- 正下腹
  - 子宮外孕破裂（月經未按時來）
  - 婦科疾病（所有女性腹痛都應考慮）
  - 尿道系統感染（小便疼痛或有灼熱感，甚至發燒）

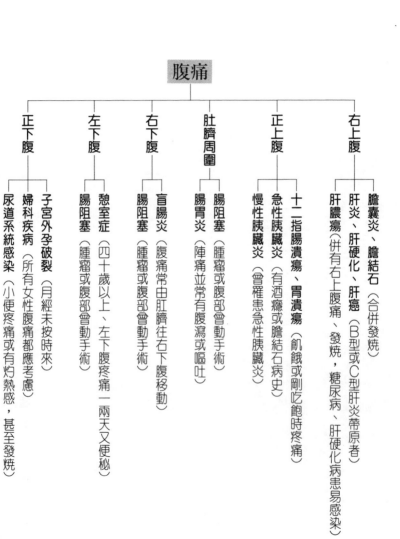

1.右上腹腹痛

右上腹的內部器官就是肝膽系統，以及部分的胰臟和大腸，以下是最爲常見會引起腹痛的疾病：

(1)膽結石、膽囊炎

膽囊炎的最常見原因就是膽囊出口被堵塞，其中最多的情況是膽囊或膽道、肝內爲結石所阻礙，其次是一些癌症。**膽囊發炎時，經常會有畏寒發燒、小便變黃以及右上腹持續疼痛等三大特徵。**

膽囊結石相當普遍，結石成分以膽固醇或鈣爲主，在台灣以含鈣成分的爲多。當「膽沙」形成，代表著匯集肝內膽道的池塘——膽囊的濃度及雜質增加，形成最佳的膽結石環境，但是膽結石多半不會阻塞膽管出口，所以並不一定得開刀割除膽囊，成爲「無膽」之人。

如果膽結石太大或太多顆，甚至引起發炎，就應考慮去除結石。目前非常流行「碎石震波法」，或以內視鏡開小孔切去膽囊也很安全；至於「溶石法」則只適用膽固醇性結石，又會復發，在台灣較不適用；開刀也是一種選擇，主要用於厲害的發炎，或者破裂引發腹膜炎時。

在去除膽結石引起的發炎之前，都應住院以抗生素殺菌，待能控制時才開刀，減少敗血症的危險；可是一旦膽囊炎持續內科治療效果不好，就應在超音波和內視鏡完整檢查確定後，緊急動手術治療。

(2)肝炎↓肝硬化↓肝癌

肝臟本身並沒有痛覺，只有當肝腫脹，在外邊的神經被拉扯時，才會出現右上腹脹痛。引起肝腫的毛病有肝炎、肝硬化和肝癌。

肝炎病毒依原因可由A排到G或H，也就是說，可以查出愈來愈多的病因，其他如酒癮、先天性代謝異常、休克也可能引起肝炎，但**會脹痛的多半是病毒性肝炎。**

A型及E型肝炎病毒是從口腔傳染，例如八十六年新埔工專爆發A型肝炎流行，就是化糞池水污染地下飲水所致。B型、C型及D型則因血液引起，例如注射藥品的針筒、輸血污染等都可致病，還會導致慢性肝炎而硬化，所以目前台灣新生兒採用全面注射B型疫苗來防止感染，以降低國人肝癌罹患率。

肝硬化就是在多次肝炎後的結疤，醫學上稱爲「硬化」，此時肝多半已略縮小，並不會太痛，但由於肝功能不良，出血可能不易止住，腎臟及腦功能也受影響，併發腹水、黃疸及細菌性的感染。

小於三公分的肝癌（不一定會痛），以完全切除最好，或者利用斷絕癌細胞養分的方式，注射血管栓塞劑；或直接在癌附近注入純酒精，使癌細胞脫水而死。當癌症大於三公分，或轉移到肝表面時，就會有持續的疼痛，甚至塞住了膽道引起發炎或黃疸。

所以有肝癌家族史的三十歲以上B型肝炎帶原者，應勤加追蹤檢查，因爲在肝癌形成的早期就完全切除，是最佳的治療。

(3)肝膿瘍

肝臟由於是腸道的一個匯口，細菌或寄生蟲可能潛入肝臟裡面，使肝內發炎，以致潰爛。**通常糖尿病患、肝硬化者或免疫系統有問題的人罹患率較高。**

肝膿瘍最常見的病原是阿米巴原蟲，以及一些腸內細菌的侵入，典型的症狀是持續右上腹劇痛（禁不起輕輕一擊）又高燒。只要一經腹部超音波掃描，就可以知道到底是膽囊炎抑或肝膿瘍。

治療肝膿瘍，除了施以抗生素外，還要盡速將膿排出，否則很不容易痊癒。最常用的去膿方式，是以長針刺入化膿部位，抽出大部分的膿液，必要時並得留置一條引流管，或開刀切去膿瘍。

2.正上腹痛

正上腹指的是介於正中間肚臍以上、雙邊肋骨以下的位置。由外而內，依序是皮膚、皮下脂肪、肌肉、胃及十二指腸、胰臟、橫結腸（大腸的中段）、脊柱，以及大動脈和大下腔靜脈。所以正上腹發生的疾病也就是這些組織和器官引發的毛病。

(1)十二指腸潰瘍、胃潰瘍

最常見的正上腹痛，是十二指腸或胃潰瘍或胃炎引起的。

由於這裡邊的神經，可以由心臟走來或是大動脈的，因此有些人的心絞痛或心肌梗塞也會上腹痛，這也是主動脈剝離時的致命疼痛來源。

(2)急性胰臟炎

一些酒精上癮或膽囊結石的人，可能發生另一類的疼痛——胰臟炎。

胰臟的主要工作是分泌胰島素（控制血糖）以及消化液（分解食

物）。一旦被小結石阻塞，或是遭受大量酒精的長期傷害，都會使得胰管無法流出胰液，造成急性胰臟炎。

胰臟炎是非常痛的，但是有一個特別的姿勢可以減輕疼痛的程度——坐著、抱膝、往前傾，發炎的胰臟會略爲懸空，而不會碰觸太多的其他組織。

診斷胰臟炎最好的方法是以超音波察看胰臟是不是有腫脹或發炎，並且抽血檢查胰臟酵素高低。因爲胰臟炎會影響水分流失，造成電解質失衡和酸鹼度的大偏差，而嚴重危及生命，千萬不可輕忽。

治療急性胰臟炎的第一個步驟是讓腸胃休息，不要刺激胰腺分泌消化液，否則疼痛難挨；也就是立即禁食，而以點滴和注射高營養物質代替。對於難耐的劇痛，更要以嗎啡等強力止痛藥暫時控制。

接著的重頭戲是防止二度感染、肺炎及腎臟衰竭，必要時得以開刀方式切除一部分受損胰臟，以保住其他部分。

(3)慢性胰臟炎

慢性胰臟炎就更是酒癮者的專利，因爲長期酒精的侵蝕，致使胰臟慢性發炎，發生鈣化，也合併有糖尿病的可能性。

當除了長期的正上腹疼痛以外，如果還有明顯的體重下降，或糞便的表面浮一層未消化的油脂，則

3.肚臍周圍腹痛

肚臍周圍的疼痛，多半是小腸的毛病或腸胃發炎。在這兒附帶說明一下——自古中國人十分重視的「丹田」，其位置約在肚臍以下三指幅（大約五公分寬），因此，所謂的丹田上下，指的便是肚臍周圍以及正下腹這兩個部位。

(1)腸阻塞

「腸阻塞」就是腸子不通暢，有東西塞住了，塞住的原因可以是「有形」的腫瘤或「無形」的暫時性功能不通順。

「有形」的腸阻塞，在成年人及銀髮族，指的是腫瘤或是「沾黏」所導致。腫瘤可能是惡性的大腸癌，或周邊的卵巢癌細胞轉移阻塞，或良性的息肉，或一些水泡狀的囊腫壓擠所形成。

「無形」的腸阻塞，最多是腹部的舊疤痕引起，譬如婦女的剖腹產，以及因胃穿孔的部分胃切除手術，甚至是一些子宮頸癌的放射治療引起後遺症，以上大概短則數年、長則十年以後，必定有些許的腹腔內部器官的繫膜彼此相互「沾黏」在一起（就像皮膚的結疤一樣），使得食物通過不順暢，一旦又少吃青菜，糞便不通時，更容易引發腸脹氣，導致阻塞而陣痛。

如果是小腸的腸阻塞，則多半在肚臍上下附近由絞痛而脹痛。利用聽診器可以知道腸的蠕動變得緩慢；在X光之下，更可看到腸子脹大的影像。治療的目的和原則就是把「套牢」的腸子打通——一般是利用禁食讓腸子休息，插鼻胃管以使食物不再往阻塞的地方去，並且通腸，排出糞便、讓出空間，使阻塞的東西下通。

某些極嚴重或反覆發作的腸阻塞，甚至得靠開刀排去，但這樣一來，可能產生第二次新的腸沾黏，幾年後又舊疾復發。所以，醫生並不鼓勵一些不必要的腹部手術，包括選良辰吉時動刀的剖腹生產等。

(2)腸胃炎

腸胃發炎，多半是因吃了不潔的食物，含有細菌、毒素或病毒，這時人體的防禦系統自然想盡速將這些「禍首」排出體外，於是加速腸胃動作，也就是腹瀉。

因爲腸胃炎，當食物急速通過小腸時，就會在正中間的丹田附近引起激烈的陣痛，甚至併有嘔吐、發燒的現象。透過聽診器，可以聽見腸子激烈的蠕動聲音。

4.右下腹腹痛

某些人可能有罹患盲腸炎的親身經驗，或是聽親朋好友提到割除盲腸的種種情況。大家似乎「耳熟能詳」的盲腸炎其實相當多變，像個「千面人」，不太容易百分之百的正確診斷。

盲腸指的是由小腸連接大腸時，其旁邊的一處「闌尾」，對成年人的眞正功用並不明顯。然而當盲腸有了異物（如食物殘渣掉落進去、排不出來時），往往就會引起發炎，即俗稱的「盲腸炎」。

事實上，盲腸發炎多半是從正上腹隱隱作痛開始，接著可能是嘔吐或是脹氣，有些人會有輕微的發燒或發抖。當盲腸發炎愈來愈明顯時，正上腹痛會逐漸移往右下腹部——成年人多半可以清楚的描述出來；但是銀髮族或是孕婦，對於這種感覺比較不敏感，而說不清楚部位，只知道是腹痛。若仔細觸摸，仍以右下腹最厲害。

盲腸炎常會引起鄰居——腹膜的發炎，這時腹部會痛得幾乎碰不得，一壓整個肚子就痛得痙攣、僵硬起來，而且下壓的手移開的一剎那尤其特別疼痛——以上都是盲腸炎引發腹膜炎的症狀，應趕緊開刀救命。

盲腸炎的辨別特點是疼痛從正上腹一路移轉到右下腹，但是初期或後期腹膜炎時，一來症狀不明顯，二來或已失去判斷的能力，而不易確切診斷。惟有靠病人回憶——是否記得腹痛是由上往右下走，再配合抽血、X光以及腹部超音波的輔助，方能正確診斷，適時開刀治療。

5.左下腹腹痛

憩室症是一種西方工業國家的銀髮族常見的疾病，肇因於蔬菜攝取不足。以台灣近年來的飲食型態觀察，將可能逐漸步其後塵。

憩室症是因爲大腸的部分有小小的鼓出，形成類似小漏斗的陷阱。多半的情況是不必理會，也沒什麼徵候，但在一些躁腸症（請詳見第109頁）中，會有便秘交雜著腹瀉的症狀。

部分的憩室症病人，會出現解黑便的消化道出血現象，所幸多半會自行癒合止血，不必大費周章去治療。

但當憩室鼓出的部分發生破洞時，就會發炎，學名叫「憩室炎」，此時可不只會便秘或少量出血，取而代之的是左下腹疼痛，接著出現腹膜炎的發燒、腹痛等現象。這個階段應住院休養，注射抗生素和營養點滴、暫時禁食，使發炎部分癒合。只有極少數的人才要開刀。

一旦年過四十以上，愈老罹患憩室症的機會愈大。當你左下腹劇痛一兩天，又有便秘時，就要小心是不是因爲平時少吃蔬果，已經得到了流行的憩室症！

6.正下腹腹痛

正下腹指的是肚臍以下的大範圍，也就是骨盆腔的主要位置，包括輸卵管、卵巢、子宮及膀胱，而這些婦科、產科的疾病都可能引起腹痛。

(1)子宮外孕破裂

以前在醫學院上課時，老師或教授總是反覆提醒我們，只要是有月經的女孩子，不論年齡大小，一定要仔細詢問最後一次月經的日期，因爲「懷孕」是用藥和治病一定要考慮的因素。

當月經過期，又曾有性經驗，不論已採任何的避孕方式，都有可能受孕，如果又伴有下腹疼痛，或出現分泌物，加上脹氣等，務必要小心是不是子宮外孕的問題。

婦產科醫師通常先利用懷孕試劑確定是否懷孕，之後由內診或以針刺抽血檢查，判斷是不是子宮外孕破裂。如果是，就要採外科方式將胎兒取出，才能中止內出血的危險。

(2) 婦科的下腹痛琳琅滿目

子宮外孕破裂之外的其他婦科下腹痛很多，如骨盆腔發炎、輸卵管發炎，以及急性輸卵管扭轉，或是卵泡破裂，都可能造成正下腹的疼痛。

當婦女發生下腹痛時，由於可能同時併有其他的腹部疼痛，或別的器官被牽扯，而很難診斷，連帶造成治療不易。例如子宮外孕破裂有時會被誤以爲是盲腸炎，直到開刀後才發現，這是因爲它們都在腹腔內、又很靠近，不是一下子就能確定的。

所以，在診斷女性的下腹痛時，醫生會格外小心詢問病情，常常需婦科與外科同時會診，以免有所掛漏，而延誤診治。病人自己則應試著記得腹痛的特徵與過程，並向醫師具體陳述。

(3) 尿道系統感染

雖然男女都可能尿道發炎，但是由於女性的尿道較短且直，所以外界的細菌或病毒就較容易進入膀胱等泌尿系統裡，引起發炎。

尿道系統感染基本上都是下腹痛，合併頻尿、解尿時有燒灼感，並且常有尿意卻沒有許多尿量，甚至帶有一些有異味的分泌物；而更嚴重的腎盂炎則兼有劇烈的背痛、發燒。

女性若有糖尿病、尿道結石或

尿道有一些異物時，更容易染上尿道炎，並合併陰道炎——因爲兩者的開口處相當接近。

醫院方面最重要的診斷方式是檢驗尿液和尿液培養，以找出致病菌種，同時篩檢可能伴隨的其他性病，而給予抗生素治療。

第7章

腹瀉，慎防脫水是前提

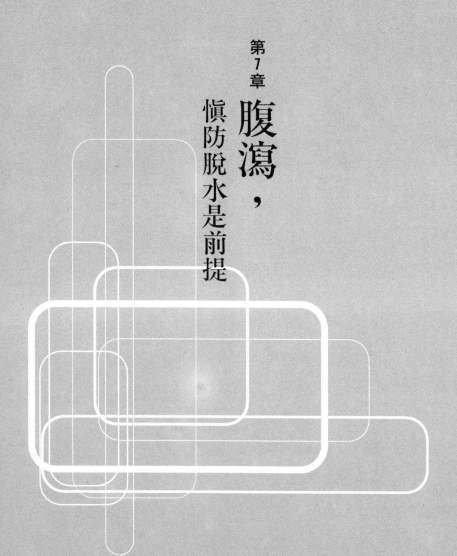

102

腸胃的毛病中，腹瀉是非常普遍而且困擾人的，它會影響到正常的生活及品質。腹瀉的原因可以很輕微，也可能嚴重到致命，有必要多一分注意。

「腹瀉」比較嚴謹的定義應符合兩項條件：一是上廁所的次數增加；二是糞便比平日軟且水分多。腹瀉一般依發生的時間快慢，分成急性、慢性兩大類。

腹瀉

- 急性腹瀉（發生在幾天內）
  - 一般性腸胃炎（最常見的腹瀉）
  - 出血性腸胃炎（糞便帶血絲）
  - 毒素性的偽膜性大腸炎（長期服用抗生素者）

- 慢性腹瀉（持續一星期以上）
  - 藥物性
    - 抗生素
    - 毛地黃（長期服用，造成過量）
    - 胃片、胃乳
  - 內分泌性
    - 甲狀腺功能亢進
    - 糖尿病
    - 腎上腺分泌不足
  - 缺血性大腸炎（高血壓、心臟不好、血管硬化患者）
  - 躁腸症（情緒容易緊張的人）
  - 大腸癌（合併體重不明原因的減輕）
  - 發炎性腹瀉（白血球上升或併有發燒）

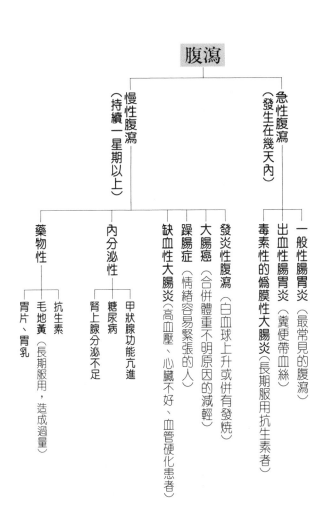

1. 急性腹瀉

幾天之內的腹瀉都可稱爲「急性腹瀉」，例如：

(1)一般性腸胃炎：沙門桿菌、大腸桿菌等造成食物中毒。

(2)出血性腸胃炎：痢疾、阿米巴原蟲引起。

(3)毒素性：僞膜性大腸炎。

一般急性腸炎並不必特別檢查，也毋需吃抗生素，而是吃一些止瀉藥——讓病人不要一直跑廁所。但如果是嬰幼兒、銀髮族，或有脫水的現象，及懷疑有其他原因時，就需要考慮住院。

原則上，最重要的是使腸胃休息和維持體力，所以要暫時禁食四小時——若是成年人因食物中毒引起的腹瀉，更要把不潔的食物排除乾淨，並以運動飲料補充流失的水分、鹽分和鉀離子，先喝一比一的礦泉水和運動飲料，再逐漸增加運動飲料的濃度。等不拉肚子後，就可以吃一些非發酵和不加油的蘇打餅乾、稀飯等來使胃腸適應，再一步一步恢復正常飲食。

2. 慢性腹瀉

慢性腹瀉需要仔細查原因，以免誤了病情。一般大便檢查不容易看出端倪，應以乙狀直腸鏡去篩檢；當有惡性腫瘤可能時，再用更深入的大腸鏡做完整的了解。

慢性腹瀉主要爲以下六種：

(1)**發炎性：潰瘍性大腸炎**。
(2)**大腸癌**。
(3)**躁腸症（功能性腸胃炎）**。
(4)**缺血性大腸炎**。
(5)**內分泌性：糖尿病、甲狀腺機能亢進、腎上腺分泌不足**。
(6)**藥物引起：抗生素、毛地黃、含鎂胃藥**。

一些腸胃開過刀或曾罹患胰臟炎的人，則可能因爲吸收不良，及酵素不足等原因引起腹瀉。

除了以上腹瀉原因以外，有些疾病的急性胃腸炎、中耳炎、扁桃腺炎或小兒支氣管炎等，會同時合併有腹瀉；春冬之際，某些胃腸病毒的感染，也可能造成拉肚子。有的老年人的腸胃因便秘阻塞，反而只剩下類似腹瀉的水樣物排出，通常應施予更強的瀉劑或軟便劑。以上偶有發現，治療方向都不一樣。

*重要的腹瀉疾病

腹瀉除了依發作的快慢及持續的時間來作分類以外，有些腹瀉更應以是否會傳染來說明，助益預防和治療。

〈傳染性腹瀉〉

傳染性腹瀉爲腹瀉的大宗之一，需要加以解說，以免掉以輕心。

◎食物中毒性腹瀉

「食物中毒」是廣義的解釋，凡是因食物引起的，都可以列入，譬如在台灣便當盒肆虐的黃金葡萄球菌、大腸桿菌、沙門氏桿菌都是（經常引起旅行團中毒、學生營養午餐中毒）、或是因喝井水或生水中毒等，最常以腹瀉來表現。一九九六年日本大阪一帶的大腸桿菌大流行，台灣新埔工專爆發A型肝炎的腹瀉，以及每年好幾千人的外燴中毒送醫等都是食物中毒。

最近國外旅行更流行所謂的「旅行性腹瀉」，除了單純飲食不習慣外，更多是大腸桿菌引起，所以出國時不要喝生水，而且不要以生水刷牙、洗水果。

大腸桿菌對抵抗力較差的銀髮族及幼兒有生命的危險。

躲在一些密閉罐頭內的厭氧細菌，一旦未經高溫消毒就直接食用，可能引起更嚴重的神經毒素中毒，造成呼吸中止及肌肉痙攣，死亡機率很高。

每年在日本仍時有所聞的河豚中毒，或其他國家發生的誤食貝類中毒死亡的例子，在在可見「病從口入」仍是名言。

◎偽膜性大腸炎

由於台灣濫用抗生素的情況很普遍，遂引發一種特殊的偽膜性大腸炎。當抗生素用得愈久而且超出一星期以上，就更容易引起像黏膜樣的腹瀉。

這種特殊的腹瀉，可以利用大便把毒素培養出來並加以鑑定。而且只有立即停止使用抗生素，腹瀉才會在約一至三星期左右完全停止，否則愈治愈糟糕。

◎流行性腹瀉

流行性腸胃病毒感染也會咳嗽和腹瀉。更要小心的是一些痢疾、沙門桿菌感染，及寄生蟲或鞭毛原蟲，都可能在魚、水和手的沾污而感染。

當照顧家中腹瀉病人時，務必力行「洗手保清潔」的習慣，尤其是處理嘔吐或排泄物之後，一定要以藥皀徹底的洗手，以免誤沾食物而中毒。

〈不傳染的腹瀉〉

長期的慢性腹瀉，多半不是發炎性，即屬於不會傳染，但是影響的層面很廣，並涉及到生活品質和生命的長短。

◎躁腸症

也有人稱爲「功能性腸胃炎」，也就是僅止於功能上的異樣，一旦眞的去從食道到大腸檢查，是找不到明顯結構上的毛病。

「躁腸症」的典型病例，是在聯考或期末考期間，或面試前，突然一陣腹痛，似乎忍不住得去拉肚子，雖然其實沒有吃到什麼不潔的東西。這些心理上的壓力，未必都這麼明顯易見，更常以幾天腹瀉、幾天便秘地交替出現。儘管表面上看起來腸胃功能不好、時常拉肚子，但體重並不會減輕——此點特徵可以和其他病因區隔，有趣的是男性病人比較多。

治療上，盡量先找是不是有其他原因，例如喝太多鮮乳不消化，或是有其他消化器官的異常、腫瘤等，以防誤診而延遲時機。若確定沒有其他情況，就可以試著用助消化藥、胃片或輕微鎮定劑來幫忙，當然還可透過精神科醫師的協助，找出心結加以疏導，更有裨助。

躁腸症，可以說是一種文明病，代表著社會的壓力和適應不良，都應設法排除，才能根本治癒。

◎大腸癌

大腸癌已隨著西方高脂肪飲食的流行而增加，也因年齡的老化而推波助瀾，並發展到不可忽視的地步了。腹瀉是一種大腸癌的早期徵兆。

事實上，只要排便的習慣突然改變，包括次數增加或減少，以及是不是帶有潛在或外觀上的出血，就要提高警覺，尤其伴有體重不明原因的減輕、胃口改變，都要考慮大腸癌的可能性。

大部分的情況是，如果癌長在右側大腸會經常腹瀉；若癌長在左側大腸，反而會便秘。幸運的是，四分之三的大腸癌都可以藉由醫師的肛診，立刻檢觸出是不是有腫瘤。乙狀結腸鏡或大腸鏡更有良好的診斷率。

目前，大腸癌依其嚴重程度畫分成四期，可以利用外科切除、化學治療及放射治療來處理，並以抽血、大腸鏡等追蹤，以便一有小復發，就可早期加以根除。

假如直系父母患有大腸癌，遺傳的危險性大爲增加，應加強定期檢查，並注意自己的體重、胃口和排便習慣。

◎缺血性腸壞死

「缺血性腸壞死」和心肌梗塞類似，乃是有小血塊或血管硬化塞住了供應腸子的血管，使得腹痛難耐。通常發生在有心房顫動的心律不整者身上，多是吃飽後十五分鐘內發作，不只腹痛厲害，並且有腹瀉或輕微血便。

此外，高血壓、心臟功能不良及血管硬化的患者，當突然在飯後腹痛、腹瀉，也都應想到是否爲「缺血性腸壞死」。必要時，醫生會利用血管攝影確定阻塞腸子的長短及嚴重性，再開刀切除，並預防復發。

◎內分泌性腹瀉

在內分泌系統之中，以下三種疾病的患者會有不明原因的長期腹瀉：

①甲狀腺功能亢進。

②糖尿病。

③腎上腺分泌不足。

這些人的大腸鏡，及各種腸胃檢查都正常，在考慮「躁腸症」同時，也要測定內分泌的功能（加以補充或抑制），才能有效控制。

◎藥物性腹瀉

腹瀉的病人長期服用抗生素或毛地黃之後，一旦過量就會發生慢性腹瀉，例如僞膜性大腸炎。更常見的是病人服用含「鎂」的胃片、胃乳，刺激腹瀉發生。

這時必須立即加以中止，以免體力虛弱甚或電解質失調。

第8章

便秘，不要擅自吃瀉藥

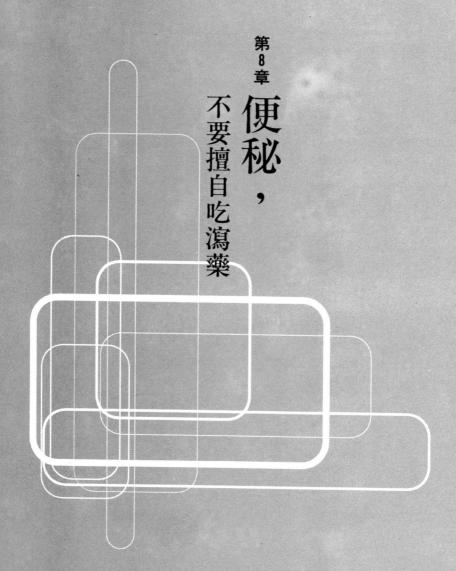

「秘結」正好與腹瀉相反，指排便習慣改變、次數減少，而且較硬又乾燥，造成相當的痛苦。所以許多人就自己去藥局買軟便劑或通便劑，以致「瀉劑」在台灣高居藥局的銷售冠軍，也可見便秘多麼普及，而且原因相當多樣化。

便秘

- 警覺性便秘
  - 大腸癌（合併有五大徵兆，請見第112頁）
- 良性便秘（確定不是癌症，才可以說是良性便秘）
  - 生理性（中風患者或銀髮族蔬菜、水分攝取太少）
  - 躁腸症、憂鬱症（與情緒、心情有關）
  - 內分泌性
    - 停經（停經前後）
    - 懷孕（懷孕期間內分泌改變）
    - 甲狀腺功能異常（甲狀腺亢進或不足都會）

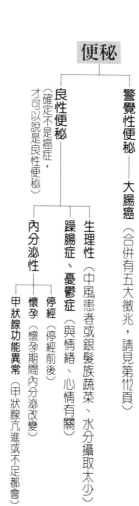

1.警覺性便秘

便秘本是稀鬆平常的問題，但如果合併出現以下的現象，就得十分謹慎，因爲**可能是大腸癌症的徵兆：**

㈠體重突然減輕。
㈡大便混有血絲或有不明原因的貧血。
㈢家族內有大腸癌病史。
㈣曾有大腸息肉的診斷。
㈤中年以上的成年人，尤其最近發生，又是銀髮族。

這時不應掉以輕心或自行購買軟便劑或通腸藥，否則容易躭誤病情，最好及早就醫，到腸胃內科、直肛科或腫瘤科安排檢查。

2.良性便秘

(1)生理性

最單純的便秘是因爲糞便不通暢，阻礙了正常的排便，多半發生在臥床的銀髮族、中風後少吃水分和蔬果的人。這些人不僅會便秘，也常少量腹瀉——從阻塞的糞便旁滲出。

這種單純糞便阻塞，可能伴隨尿失禁等退化現象，而且都是在下腹疼痛。醫師透過簡單的肛診，就可以發現糞便塞住，又十分堅硬；若加上直肛鏡幫忙，更能看出來是不是有因爲痔瘡或肛裂，以致怕痛而「忍便」不解所造成的便秘。

(2)躁腸症、憂鬱症

心情也是導致良性便秘的因素，如最多的躁腸症及憂鬱症兩項——當有壓力時，就交替發生腹瀉或便秘，以及嚴重失眠、心情低落，都可以找出蛛絲馬跡的。

(3)內分泌性

停經前後、懷孕時，以及甲狀腺功能變動等內分泌變動的時候，都容易造成便秘，必須多吃青菜、補充女性荷爾蒙或甲狀腺素，否則沒辦法改善。

便秘是許多大腸癌患者的早期症狀，然而往往都被忽略了，或醫生在發現痔瘡或甲狀腺功能失調後，也把禍源推給便秘，幾個月後或許才發現竟長了一大顆腫瘤。

所以，對於一切的「良性」便秘也不可疏忽，一定要追蹤治療的反應，及是否有前面所提的危險現象；若有懷疑，最好借助大腸鏡或顯影照相，來去除誤判的可能性。

第9章

水腫，凹陷越深久，問題越大

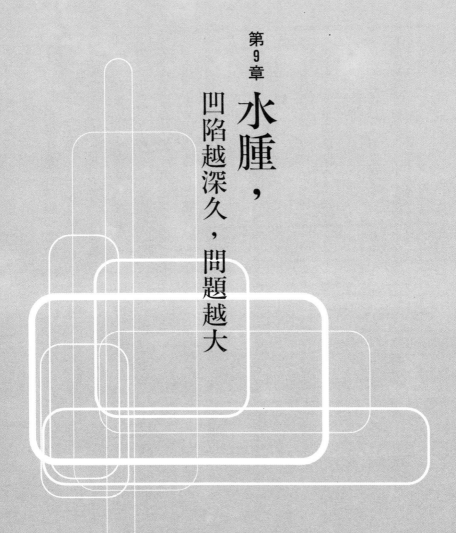

120

中國人相當在意脚浮腫或眼瞼浮腫，大部分都會想到腎臟的問題，而且非常恐慌，即便經過醫生詳細說明，也不容易安心。

脚背感到腫脹，以致不易穿上鞋子，是常常被很多人注意到的「脚浮腫」。在醫學上所謂的「浮腫」，是以大拇趾略用力在足背或小腿背上往下壓二十到三十秒後，放開手指頭，凹陷的部分很慢才完全回復原本的光滑；如果沒有恢復，再依其嚴重度來分級。

我們經常發現醫師、病人雙方在爭議浮腫的存在與否，病人或許已深深感到脚的腫脹，但醫師檢查卻沒有發現任何凹陷，而認爲脚沒有水腫。這是雙方認知和定義不同所致。

脚的水腫，可以簡單的依照是不是發炎，或是不是影響到腎臟功能來區分爲三類：

1.併有紅腫熱痛的水腫。

2.小便量明顯減少的水腫。

3.單純的水腫。

如此區隔，有助於疾病的分析和治療；也有可能是二者合併的，譬如腎臟功能不好的人——先單純水腫後，加上紅腫熱痛的「蜂窩組織炎」。

水腫

- 紅腫熱痛的發炎性水腫
  - 細菌性蜂窩組織炎（合併發燒或小傷口）
  - 痛風（關節腫大、尿酸指數偏高）
  - 靜脈炎、靜脈阻塞（出現沿血管走向的條狀紅腫）
- 小便減少的水腫
  - 尿路阻塞（合併血尿或腰部酸痛）
  - 腎臟功能異常（血中尿毒素上升）
  - 循環障礙的腎功能受損
    - 心臟衰竭（心臟擴大或有心雜音）
    - 休克性
      - 失血（有流血的病史）
      - 敗血症（發燒、意識不清或氣喘的合併者）
- 輕微的水腫
  - 生理性（姿勢不良或喝水太多或服用某些藥物）
  - 偏食性（太胖或太瘦）
  - 內分泌性
    - 腎上腺素異常
    - 甲狀腺素異常

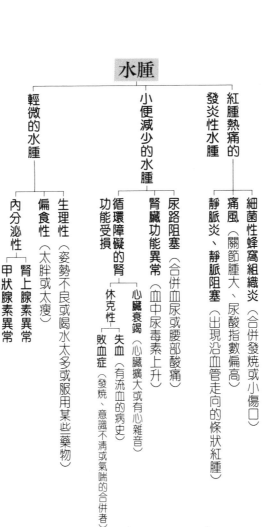

1.合併紅腫熱痛的發炎性水腫

「發炎」，在醫學上是代表體內的白血球警衛，發現了入侵的外來物，就立即集中起來，且不斷地召集更多的警衛部隊，來圍捕及消滅它。這一連串的禦敵反應，形成了發炎的四大要素：紅、腫、熱、痛。尤其在足部時，更可能形成腳腫及水腫。

(1)細菌性蜂窩組織炎

蜂窩組織炎，是皮下組織內因爲細菌的侵入，而引起局部發炎，俗稱「丹毒」，以老人家或嬰幼兒、肝硬化、糖尿病、洗腎（血液透析）、癌症的病人，或一些先天免疫力有問題的人，比較可能引發。

如果只有局部發生蜂窩組織炎還好，一旦毒素或細菌侵入全身，造成所謂的「菌血症」或「敗血症」，則可能死亡。

先天或後天抵抗力差的人，最容易經由「香港脚」（脚癬）的傷口，讓鞋內或地上的細菌有機可乘侵入身體，導致蜂窩組織炎。其他如小的外傷、被不適合脚型的鞋子磨傷、剪指甲不小心剪到的傷口，也會使得細菌侵入。

最近一些病例是在釣魚或捕撈時，不小心被河床的小石頭或魚鈎刺傷，遭一些原本在海中的細菌（如弧菌）侵襲。這些丹毒很容易侵入全身，有時得靠截肢來保命。

(2)痛風

「痛風」是因血中的尿酸濃度急遽的上升或下降，關節面的囊中形成尿酸結晶，這些結晶體由於本身的表面不平滑，加上白血球的集中攻擊，就會造成脚腫，產生極大的痛苦，得靠強力止痛藥止痛。

大多數的痛風，均是體內的尿酸排除不完全引起，也就是與腎臟有關係——可能水分不夠來沖刷，或者血壓造成血管壁增厚，以致腎臟過濾功能不良。

有趣的是，痛風雖是因尿酸結晶而起，但是血中尿酸濃度高卻不一定會發生痛風，或痛風患者的血中尿酸也未必上升。這是因爲痛風的生成，還和局部的溫度和循環相關。

第一次發生痛風的部位，以脚拇趾最爲常見（也就是與鞋子接觸的地方），常痛得沒辦法穿上鞋子。久而久之地反覆發作後，會有突起的「痛風石」（充滿尿酸的白色結晶）出現在脚拇趾、肘側、手指頭上。

治療痛風的腳腫，最要緊的是利用秋水仙素及消炎藥來止痛，並預防第一次發作或復發的機會，鼓勵患者多喝水，嚴格禁止吃動物性內臟、香菇或是高湯等嘌呤含量高的食物。

萬一誤以爲是水分太多的水腫，而給予利尿劑（消腫），將使尿酸濃度上升，痛風的情形會極度惡化，甚至引起二度感染（如蜂窩組織炎）。

(3)靜脈發炎和靜脈阻塞

靜脈發炎，主要是點滴注射，或有藥癮的人自行注射時所用針頭不潔引起，通常會從注射針孔，往心臟回流方向沿伸，有時可以明顯看到整條血管有著紅腫熱痛的痕跡；假如藥物滲漏出小血管，就會整個足背腫起來，而往上蔓延。

這類發炎多半可以靠抬高、休息或是先冷敷後熱敷的方式來改善；但若很嚴重的話，則要加上抗生素或抗凝劑來幫忙，以防止靜脈阻塞。

靜脈阻塞，多半是由於靜脈曲張或血栓栓塊塞住了深部靜脈。如果只堵塞淺部靜脈，血管會自行走旁邊的側枝，尙無大礙；唯有深部被栓塞，才會產生嚴重後果。

長期靜脈炎或服用避孕藥又吸菸的婦女，均有較高的機會造成靜脈栓塞。更多的患者是因爲大腿開刀或女性動骨盤手術後，長時間的臥床、沒活動，使腳的血流循環受限，形成了血栓。

靜脈栓塞，除了腳腫以外，假如部位在腳膝以上的深部靜脈，血塊也有往上而流入心臟，再打入肺部，導致肺栓塞的氣促，以致氧氣不足而死亡。所以，需要長期服用抗凝劑，利用超音波追蹤，以免復發。

其他如類風濕性關節炎、退化性關節炎等，只要發炎就會腳腫，甚至變形或在固定時段發生疼痛。

2.小便減少的水腫

小便減少，如果每天的量少於五百西西，可就相當嚴重了，通常代表腎臟的功能眞的不行了，要盡速找出原因，並且避免任何可能危害腎臟的藥物或治療、檢查。腎功能不良的脚腫，根據尿道的始末，又可分爲以下三類：

(1)尿路阻塞

尿路指的是輸尿管、膀胱以及尿道，一旦有結石塞住或是內部被膀胱腫瘤占滿，甚至於骨盤腔及腹部內的器官或腫瘤壓住了輸尿管，都會造成尿不出來，使水分積在體內，同時反向的影響腎臟功能。

這類的病人，必須盡快查出阻塞的位置，先利用引流管暫時導尿，再根據病因進行治療，阻止腎功能的衰退。

(2)腎臟功能異常

腎臟的功能異常，原因可能是發炎、感染、腎動脈阻塞、動脈硬化、免疫疾病、外傷……等，造成腎臟的衰竭，迫使腎臟的排水過濾、回收及製造特殊蛋白的機能退化，引發水腫、電解質失調、血壓上升和營養流失等後果。

腎臟受損若已達到三分之二以上，才能由驗血中看出尿毒的累積，這時想要挽回往往不太容易了。這種狀況的病因乃是慢性腎炎、高血壓的傷害或糖尿病的後遺症。其唯有固定的早期檢驗尿蛋白，控制血壓及血糖，平日就做到減緩腎臟的損傷，才是根本改善之道。

治療上，除了預防以外，更要緊的是控制水分出入的平衡，少吃鹽及高蛋白，以免更傷及腎功能，同時切忌亂服藥——因為相當多的藥會在排出身體時，都要經過腎臟這一關，一不小心，就可能加重其負擔，造成二次傷害。

(3)循環障礙的腎功能受損

腎臟占全身血流量的十分之一左右，所以循環系統在這裡具有舉足輕重的地位，也就是說心臟、血管和血流、血壓都決定了腎臟功能的良窳。

最常見的循環系統問題，例如心臟衰竭、腎動脈硬化阻塞、失血或敗血病的休克，以上都會使得血流量大打折扣，影響了腎臟功能。

急性的休克，急救時要利用點滴、強心劑來保命，再針對病因治療。若是逐漸阻塞的血管或衰竭的心臟，唯有借助藥物小心的控制，或在末期做換心手術，或用外科的方式重建血管、打通阻礙的部分。

因此，一旦脚腫合併有小便減少，要做循環、腎臟及排尿系統的全盤考慮，找出眞正的病因，才能夠作出正確的診治。

①心臟衰竭

「心臟衰竭」，是不同於俗稱的「心臟沒力」，或只是病人曾經喘過；因爲只要被確認是「心臟衰竭」，就代表了很不好的結果，比一般的癌症有過之而無不及。

毛病出在血管過度收縮

心臟衰竭的意思，就是心臟供應的血液不足以應付組織需要；原因出在血管過度收縮，以致阻力上升，使血流不夠供給各器官的基本需求。

所以，當各部位的血流量不足時，就會發生喘氣、水腫、腎衰竭、四肢冰冷、咳嗽，以及代償的彌補性的心跳加快等等症狀，甚至造成死亡。

絕大多數的心臟衰竭，是高血壓、冠狀動脈疾病（如心絞痛或心肌梗塞）所引起，其他如心臟擴大或增生性，以及瓣膜病變，或是酒精、病毒、懷孕也可能導致衰竭。遂應針對高血壓做預防性治療，並且防止心肌缺氧的產生，才可以減少心臟衰竭的機率。

在美國，至少有二百多萬人有心臟衰竭的毛病，且每年增加約四十萬個新病例，社會成本、家庭悲劇及醫療的消耗十分驚人。

又腫又喘，症狀很痛苦

由於供需失調，心臟衰竭會造成疲倦、全身沒力氣、四肢發冷、血壓下降、心跳異常加快及水分因腎臟排泄不良而引起水腫等症狀。

此外，肺內也會積水、壓力上升，因此不易平躺，枕頭往往愈疊愈高；又容易喘，走也走不動，半夜甚至會喘不過來，得坐起來開窗吸一些流通的空氣；腸胃循環不好，胃口變差，脖子上青筋浮腫得很厲害——都代表周圍血管收縮，循環不暢，所以全部水分積存在體內，體重直線上揚。

先治標，再治本

目前最主要的治療，是以放鬆血管阻力、使血流順暢爲主。當然，舊有的強心劑、利尿劑都仍有著不可磨滅的地位。

除了上述的治標以外，還是得正本清源，治好衰竭的根本原因，例如冠狀動脈阻塞、瓣膜狹窄或嚴重關不緊等——前者用開刀或經血管冠狀動脈氣球擴張術來增加冠狀動脈血流，挽回缺氧的心肌；後者也要以開刀、氣球擴張瓣膜、或修補、或裝人工心臟瓣膜，讓心臟回復基本功能。

因此，住院之初常以氧氣、休息、限水、限鹽來控制基本的心臟負荷，再配合心臟超音波、心導管等檢查來確認病因；接著，在內科或外科的初步治療後，以藥物控制，然後用自己的體重爲指標，調整水分和食物分量，才可望改善走下坡的心臟，水腫也方能逐步消滅。

③休克性的循環水腫

「休克」，指收縮壓低於九〇毫米水銀柱，屬於非常危險情況。

收縮壓小於九〇時，通常代表心臟的壓縮力不足以將血液提供全身，甚至連腎臟也不夠。腎臟的血管血壓不足時，就沒辦法順利進行過濾的工作，血液便會積存在體內，尤其肺部、肋膜、腹腔及皮下，造成肺積水、肋膜積水、腹水以及雙腳水腫。

休克的原因很多，例如前述的心臟衰竭、失血性休克、敗血症休克。

失血性休克，因打點滴而暫時水腫

失血性休克，最多的是一些腸胃道出血（如胃潰瘍、十二指腸潰瘍），或如車禍骨折出血、內出血，或是產後子宮血崩等引起。

當在短暫時間內流失五百西西血液時，有些人會心跳略快，但不至於眼前發黑，但是超出此一上限時，或原本體弱的女性，就有可能昏倒、或收縮壓下降到九〇毫米水銀柱以下，即可稱爲休克了。

這時最重要的是補充流失的液體，所以通常需要點滴注射，或輸血以彌補短時間不能製造的血紅素；如果有出血點，就要加以止血來根本治療——可能是直接加壓止血，或者開刀。

休克的人，初期會因爲水分不夠而顯得脫水。然而休克由於會使循環變差，而出現皮膚乾燥現象，但當大量的水分灌入體內時，病人多半是躺著的，因此打點滴的那隻手，或平躺的背部及雙腿，就逐漸浮腫起來，連臉和眼瞼也會很明顯出現水腫。

這時，家屬和朋友最害怕的是不是傷到腎臟，或病情惡化了。幸好，事實不是如此。等到體內恢復一定的血壓，血量也正常後，病人一有活動，水分自然很快就會從小便排除乾淨。只有一些原本腎臟功能就有問題的病人，一次休克無異於雪上加霜，可能造成急性腎衰竭，而持續水腫。

敗血症休克，浮腫得厲害

敗血症候群是一大症狀，只要病人血壓下降很多，心跳加速，血中氧含量下降，並有高燒或失溫及意識變差等都包括在內。當可證實由感染引起，白血球上升，血中培養出細菌時，則可以說是「敗血症」。唯有引起休克時，才能合稱爲「敗血症休克」。

敗血症休克是愈來愈多見的死亡診斷名詞。因爲病人不論什麼原因體力變差後，就很容易得到肺炎、尿道炎，再衍生爲極嚴重的敗血症，其有近三成的生命危險；而當有任何一器官衰竭時，將提高二〇～三〇%的死亡率，譬如呼吸衰竭、意識衰竭、腎臟衰竭，都是各增加了二〇%的死亡機會。

敗血症休克也和其他的休克一樣，使循環變差，因爲多臥床，全身浮腫，但是只要還有不錯的體力，沒有其他的潛在危險（如糖尿病、洗腎或年紀六十五歲以上），找出對抗病菌的抗生素，並佐以強心劑，預防胃腸出血（必要時可依靠呼吸器或透析器），以度過最危險期，並逐漸改善收縮的周邊血管，使得循環恢復順暢，同時消滅水腫現象。

所以，只要是休克性的水腫，都是因爲人體原有的自動保護系統，以減少周圍的需求血量，縮緊微血管及小動脈，來增加大血管內的正常運作，維持意識和正常尿量。這種修正後的循環，會使水分積在手脚、臉和背後，造成水腫，再加上注射點滴或輸血，浮腫的情況將更嚴重，看起來更加令人害怕。

正本清源地診斷與治療，才是消除水腫的根本辦法，否則又加上利尿劑，會使得原本已經不好的循環更差，導致病情惡化。

3.輕微的水腫

輕微的水腫比較常見，占了門診的大多數。

(1)生理性水腫

一般人，尤其是年紀較長者，當久坐超過四小時，如搭從高雄到台北的火車、公路局，或是海外旅遊的長途飛機行程，或在家中坐著不動、看了一上午電視，就有可能使得腳踝向下壓即出現凹陷，以致久久不能回復光滑的皮膚狀況，這就是所謂的「姿勢性水腫」。

所以我們鼓勵大家，搭飛機、公車及看電視時，應每隔一小時起來走動五到十分鐘，促使肌肉收縮，以助血液回流，減少深部靜脈阻塞。

睡前多喝水也常引起清晨臉龐腫腫的。甚至有人固定側睡或仰睡時，也會造成輕微的臉腫——可以利用墊子墊高雙腳；若是半身不遂的中風病人，更應每小時翻動一次，同時降低罹患褥瘡的可能性。

假如本身有靜脈曲張，由於較

不易將水流回心臟，容易因爲不動或多喝水而引起水腫。這時「治療性」的緊身彈性襪非常有幫助，但應在下床前就穿起來，以免血液已積在下肢，並且要穿高過膝蓋，否則沒有眞正的作用；脫下之前，也要墊高雙脚、超出心臟高度，大約過了二十分鐘再脫，最好也不要接著立刻起身快走，因爲血流量突然改變，有時會使你有些暈眩。

有些藥物，譬如治療高血壓的鈣離子阻斷劑，也會導致些微水腫；一旦停藥，立即可見改善。

(2)偏食性水腫

極端的偏食（如厭食症）所造成的營養不良，會引起血中的蛋白質缺乏，使得血管中的水分壓力上揚、通透性改變，把水從血管內滲入組織及皮下部分，引發水腫。

輕微的偏食並不會形成水腫，除非肝臟功能不好（如肝硬化或肝炎），才會使蛋白質的大本營消耗一空，產生水腫。

肥胖的人也會「水腫」。但其可能是脂肪的囤積，或局部肥胖過度、循環不良，及淋巴的運送不好引起的「虛腫」，未必眞的就是水腫。

(3)內分泌性水腫

內分泌失調所導致的「水腫」的「水」，嚴格來說並非一般的水分，而是一些結締組織或膠質的積存、分布不完整或不平均的後果。

①腎上腺素異常

使用過多含「類固醇」的腎上皮脂素，通常形成所謂的「中央胖」或「中央腫」，特色是滿月狀的圓臉、後頸肩部厚實，及腹部圓滾滾；此外，很容易淤血、皮膚極薄易破，可是下肢倒未必會水腫。

類固醇在治療一些關節炎，或特殊免疫性疾病（如紅斑性狼瘡），及移植器官時不得不用，因此務必遵照醫囑，不可擅用或停藥。

大家要小心的是，爲了止痛和促進胃口，某些藥物可能添加又名「美國仙丹」的類固醇，於是就在不知不覺間形成特殊的「腫」。

②甲狀腺素異常

另一類偶然看到的是甲狀腺功能過低——雙脚或雙手腫，前小腿壓下去也會出現凹痕。這不是水分，而是結締組織。這些人可能部分曾經接受過甲狀腺功能亢進的治療，或是切除甲狀腺後，未補充甲狀腺素，或是銀髮族功能逐漸退化，或有腫瘤。

此外，他們具有比較怕冷、胃口差、毛髮較粗糙，或三分之一的眉毛脫落等特徵，但仍以血中的甲狀腺功能爲最主要的篩選指標。

判斷是否眞的是病態性水腫，以及正在以藥物治療或控制期間，最重要的是每天早晨起床及晚餐前的兩次體重紀錄。治療心臟衰竭期間，每日體重減輕不可以超過一公斤以上，以免電解質不平衡。

體重是人體每天進出平衡的「總收支」，顯示我們的「分量」，也可以據以知道，如果是體重沒減輕的「水腫」，或許不一定是病態的，而只是分布或姿態性。

＊理想體重：

男性〔（身高，公分）－80〕×0.7±10%。

女性〔（身高，公分）－70〕×0.6±10%。

第10章

關節痛，從手指到脊椎都是患部

138

關節是兩骨頭之間的空隙，包括關節面、關節囊、周邊的肌肉、血管以及神經的結構，其各自所引起的「關節痛」也不同。全身的關節大致可以區分爲脊椎、四肢的大小關節，由這些發生的部位和急慢性症狀，可判斷其可能的疾病。

關節痛

- 四肢關節痛
  - 大關節（脊椎、大腿及膝蓋）— 退化性關節炎（骨刺）
  - 小關節（手肘以下、膝蓋以下）
    - 類風溼性關節炎
    - 風溼性心臟病、乾癬、病毒感染、紅斑性狼瘡
  - 尿酸性關節炎（痛風，第一次多在腳拇趾）
  - 感染性關節炎（併有發燒或裝人工關節之處）
- 背痛
  - 慢性
    - 退化性關節炎（骨刺）
    - 壓迫性骨折的慢性期（X光片可見骨折）
    - 骨質疏鬆症（女性和銀髮族居多）
    - 僵直性脊椎炎（年輕男性爲主）
    - 癌症轉移性背痛（合併不明原因的體重下降）
  - 突發性
    - 外傷性（有外傷病史）
    - 坐骨神經痛（下背疼痛並傳至大腿）
    - 壓迫性骨折的急性期（X光片可見骨折）

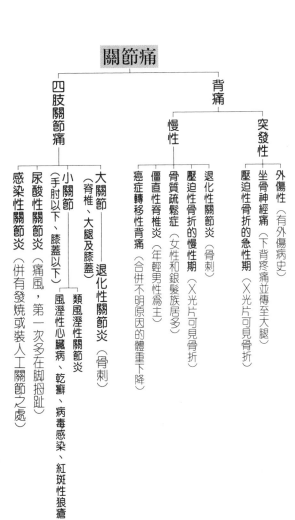

1.背痛

背痛急性發作最多的原因是外傷的撞擊、肌肉扭傷等；其次爲神經痛，譬如坐骨神經痛、壓迫性骨折壓到神經的急性期。

慢性背痛的病源就多樣化了，但基本上主要仍多屬脊椎的退化性關節炎（長骨刺），或是外傷的後遺症，或骨質疏鬆症引起的變形，或免疫性的僵直性脊柱炎，甚至可能是癌症轉移到脊椎的痛。

背痛除了依發作的時間長短以外，併發的症狀也是診斷的主要依據。醫院最常用的工具是X光照片、電腦斷層、脊椎攝影、抽血化驗免疫力和發炎指標等，通常可以作出相當準確的判斷。

(1)突發性背痛

①外傷性

突發性的背痛中，最常見的是一般的運動傷害，或肌肉扭傷，或是外來撞擊的撕裂傷，多半較易診斷。由於初期會紅腫、發熱及疼痛，尤其是前二十四小時，治療上以冰敷及休息爲主，佐以止痛藥；二十四小時之後，才可以用溫熱水或紅外線熱敷，否則可能延長發炎期，不易復原。

②坐骨神經痛

坐骨神經痛多半是從背痛開始，有時則以腿痛爲主——彷如電流般的酸痛，由大腿後側往下延伸到脚底，甚至於無力等。

坐骨神經痛是脊椎之間的關節盤突出所造成。椎間盤因爲長年累月承受體重壓力，如果扭腰或彎腰時，施力不均就會突出，若正巧壓在神經孔的部位，將可能導致神經壓迫的背痛。

坐骨神經痛假如是在較高的位置，就只限於腰部的動作不方便（需要休息好幾星期才會改善）。假如病灶位置較低，壓迫到掌管大小便的神經，則會發生失禁的困擾，多半是解不出來，而且主要是下肢疼痛，這類型的神經痛，得靠緊急開刀來治療，因爲時間一久，可能就會錯失了開刀的「黃金時機」，連動手術都不能使病情好轉。

如果是銀髮族的朋友發生急性的腰痛，一定得小心癌症轉移的可能性——可藉由X光來協助診察。

③壓迫性骨折的急性期

壓迫性骨折指的是脊柱由於鬆軟，被上下脊椎壓擠而折斷時，因爲兩側的神經被拉扯，遂會產生劇痛，有時得要利用嗎啡之類的強力止痛藥才能緩解。

病因不同，壓迫性骨折的位置也就不一樣，最常見的原因是癌症轉移、骨髓瘤、骨質疏鬆症和副甲狀腺亢進。這些壓迫性骨折若是逐漸的影響，背痛將變得較慢性；一旦突發崩潰，則會發生劇烈疼痛。

除了疼痛，壓迫性骨折如果傷及神經，依神經所管轄的位置，會引發許多相關的疾病，例如傷到頸椎，可能導致四肢癱瘓；傷到腰椎，就會引起大小便失禁；傷到胸椎，輕者會使沿線的神經莫名地痛，形成一環形帶狀疼痛區域，重者會呼吸衰竭。

對於急性的壓迫性骨折，首要是找出原因，並且保持正常的身體情況，再配合適宜的治療方法，才能夠挽回。

(2)慢性背痛

慢性的背痛包含更多種類，常見的有骨刺、骨質疏鬆症、僵直性脊椎炎以及癌症轉移痛等。

①退化性關節炎（骨刺）

退化性關節炎發生在脊椎的原因，是由於長期姿勢不良，及正常老化所致，幾乎人人都可能有經驗。退化性關節炎就是中醫師所謂的「長骨刺」，但是骨刺如果位置在脊柱的前後、上下，是不會造成背痛的；唯有骨刺正好長在兩側的神經孔上，才會像坐骨神經痛般的壓迫到神經，引起不適。

骨刺是鈣化的骨頭，坊間有些

標榜爲「化石草」的藥物根本不能用在骨刺上，因爲它們多半不可能只將骨刺溶化。在治療上應注意骨刺生長的方向及部位，只要不朝向神經，都可以將它視爲白頭髮一般地接受——老化的事實。

②壓迫性骨折的慢性期

壓迫性骨折的急性期是突發的疼痛，重點在追查原因以及維持生命。一旦穩定、進入慢性期後，則要採保養和止痛的對策。

壓迫性骨折的慢性期，或許疼痛遠不如急性期，但是如何穿戴復健的支架，以減緩病情的惡化是相當重要。此外，對一些因末期癌症引起的骨折疼痛，則是利用良好的止痛藥物，以注射或口服方式來控制不必要的疼痛。

③骨質疏鬆症

骨質疏鬆症是近幾年來的熱門話題，因爲會引起骨折和駝背腰酸，格外引人注目。

所謂骨質疏鬆症就是骨質鈣流失，不能保持年輕或正常時的出入平衡，而形成「赤字」，影響骨骼的承重功用，以脊椎及大腿骨受力最大，骨折或變形的機率也較高。

男、女性隨著年齡增加，鈣吸收能力下降或排出增加，自然會逐漸流失鈣質。女性停經後，雌性荷爾蒙大量減少，使得流失速度遠超出男性，所以骨質疏鬆的問題更嚴重。其他如因副甲狀腺疾病，或腸胃、腎臟毛病，或長期酗酒，或服用腎上腺素或甲狀腺素藥物，也會造成鈣的流失。

因此，當開始不自主地彎腰駝背，或是大腿骨處與腰部經常會酸，就有可能是骨質疏鬆，導致正常的骨架變形，壓到旁邊的神經。此時你應至醫院接受X光、骨頭超音波，或是核子醫學以做確定的診斷，對症下藥及預防壓迫性骨折的發生。

鈣質流失不是三兩天造成的，建議大家年輕時就開始多喝含鈣飲料，如牛奶、豆漿，以儲存「骨本」，而在懷孕期間、停經後則應補充鈣片和維他命D，並且經常運動和曬太陽，維持固定的骨骼鈣質，甚至於可以使用雌性荷爾蒙，或一些復健的支架或拐杖，來減輕身體的負擔。

服用鈣片要當心便秘的副作用，以及對腎臟、肝臟的影響，最好是醫生處方，並定期復診。

④僵直性脊椎炎

僵直性脊椎炎的罹病率約是千分之一，**患者主要是年輕的男性**，以致有人因而不必服役，通常患者會因伴有其他症狀而焦慮不安。

僵直性脊椎炎會使這些年輕男子產生慢性背痛、彎腰困難，有的會眼睛發炎、四肢關節炎，或心臟主動脈瓣的關閉功能受損。

這種病多半應掛風濕免疫科的號，利用抽血、X光診斷，以藥物控制病情。

⑤癌症的轉移性背痛

五十歲以上的人逐漸有了背痛，而且突然體力大衰，體重莫名減輕、食慾不振時，一定要想到癌症的可能性（雖然機率不高），這可是攸關健康和生命的大事。

這類背痛通常逐漸加劇，而且會嚴重到痛不欲生——因爲可能造成骨頭壓迫神經；經常發生在深夜，使人輾轉無法入眠，非常痛苦。

最常見的是肺癌、乳癌、胃癌、前列腺癌及大腸癌的轉移。醫生多先以X光、核子放射線和血中的鈣、磷情形來分析，試圖找出源頭癌症，再利用化學藥物或放射線來抑止骨質的轉移，減輕背痛。

2. 四肢關節疼痛

四肢關節的主要病症有兩類，一是喜歡侵犯較大關節的「退化性關節炎」，二是偏好較小關節的「類風濕關節炎」。退化性關節炎多半是因為使用久了，身體的力量一再壓迫，以及長期的運轉摩擦傷及關節面所引起的退化；類風濕性關節炎則是因為體內的免疫系統失調，導致白血球發炎，破壞了關節囊，因此未必常見於載重的大關節，反而較容易發生在手腕、手指等小關節。

有些疾病則不固定地發作於四肢大小關節，例如尿酸性關節炎（痛風）、發炎的感染性關節炎及風濕性關節炎等，不過仍有一定的發作部位。

四肢關節痛的診斷類似背痛的程序，但是要更加小心，因為治療的方向及藥物都是截然不同的。

(1) 大關節疼痛：退化性關節炎

大型關節指的多是我們平時載重關節，例如脊椎、大腿骨及膝蓋骨的正中線關節。這些載重大關節最容易犯的毛病，正是「退化性關節炎」。

退化性關節炎，通常肇始於關節上的軟骨，因爲一些外傷，如扭傷、小撞傷和發炎，在日積月累的磨損之下，使得軟骨因刺激而長出新的小骨，即所謂的「骨刺」，於是影響了原本平滑的關節面。

退化性關節炎與年齡有關，愈老受的傷害更多，通常是由某一大關節開始，例如膝蓋或大腿骨出現不舒服，走久些或站久了，疼痛就加劇，甚至發出異響。

這種大關節的疼痛程度都是「愈用愈嚴重」，所以下午或晚上，經過了一天的勞累折磨後，關節往往更加痛苦。退化性關節炎可以利用X光診斷，看是否長有骨刺影響關節面，再施以基本的止痛藥幫忙，同時矯正不良姿勢，或使用一些輔助的支架，減輕重量的負擔，改善疼痛。

一旦退化性關節炎影響了日常作息的靈活性，可能就得動人工關節的替換手術，以遏阻惡化，但是十數年後，也許需再次更換磨損的關節。

(2)小關節疼痛

在一些小的關節，如手指、手腕，甚至於頸部及肘關節，有些女性會發生多處同時疼痛，甚至出現變形的指頭，影響動作和外觀，這是一種「類風濕性關節炎」。

「類風濕性關節炎」就是關節囊的囊膜發炎，其發炎的原因是體內的免疫系統失調，乃一種全身性的疾病，可能殃及許多不同的身體系統，例如血管、肺及眼睛等。

類風濕關節炎在治療上是採用抗消炎藥及副腎上腺素來抑制免疫系統，甚或利用含金的藥物製品和原本是抗癌的藥，來改變疾病的病程。當小關節劇烈變形，使得活動困難時，也可用外科開刀改善。

診斷類風濕性關節炎，主要是運用血中的免疫指標、或分析關節囊液，及判讀X光片。

由於「退化性關節炎」和「類風濕性關節炎」的治療完全不同，所以一定要明確分辨大小關節疼痛部位，以及原因。

其他許多疾病也可能引起小關節疼痛，例如**風濕性心臟病、乾癬、病毒感染、紅斑性狼瘡**等皆會因病情改變而影響關節，當然也要及早就醫檢查，對症下藥，以免延誤病情。

(3) 尿酸性關節炎

尿酸性關節炎（痛風）常發作於春冬兩季，患者多半體內的尿酸原本就高，首次多見於拇指內側處，痛得令人寢食難安——因爲尿酸尖銳的結晶直接刺在關節囊上，使得神經痛得不得了。一旦反覆發作，尿酸將容易累積，形成白色的

「尿酸石」。

痛風的原因最多仍是尿酸排泄不良，因此應少吃含嘌呤的蛋白質，如豆製品、香菇、海鮮及內臟，並多喝水，使尿酸順利尿出，是雙管齊下的好方法。否則，尿酸將會結晶在腎臟，造成腎臟功能衰退，無異火上添油，讓尿酸更不好排出，痛風關節炎更加嚴重。

所以在急性發作時，一般會用強力止痛藥及秋水仙素來中止痛苦；平常除了保養外，也可以在作完一日尿內尿酸分析後，處方以預防復發。

痛風單由血中檢查尿酸濃度並不準，因爲血中尿酸高的人，只有一〇％會發作；而發作的人，有三〇％血中尿酸並不高出正常值。這是因爲尿酸性關節炎的生成，還與局部的溫度、循環有關。

許多藥會加重尿酸關節炎的病情，如利尿劑、阿斯匹靈等，喝酒也有傷害性，故平日一定要保持警覺。

(4)感染性關節炎

四肢關節的感染，也會引起十分強烈的關節炎，甚至敗血症，造成生命危險。這種感染性的關節炎，**幾乎都是發生在有舊傷的關節、人工關節傷口、癌症或糖尿病等免疫力差的人四肢上**。此外，由於針灸和注射關節囊藥的流行，導致不少感染性關節炎的後遺症——因消毒不完全，將細菌帶入關節中，而引起發炎。

感染性關節炎，局部會有紅、腫、熱、痛四大特徵，當全身都被牽連時，則會發燒畏寒，白血球上升，應盡速投予抗生素治療，必要時得利用抽取或外科手術將膿去除，否則將更惡化。

・文經家庭文庫・

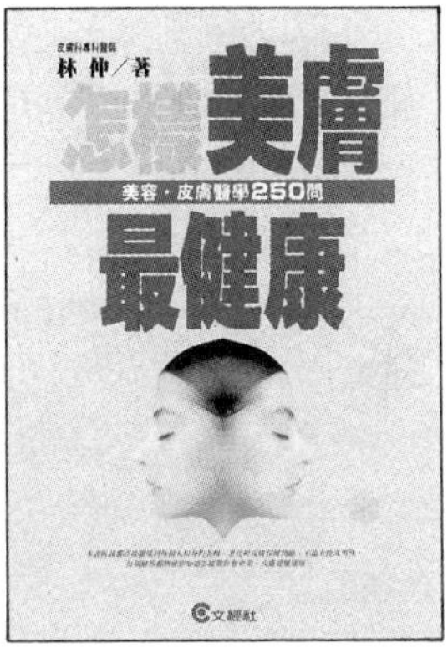

怎樣美膚最健康

——美容・皮膚醫學250問——

皮膚科專科醫師
林　仲／著

皮膚直接關係個人外貌美醜；也關係到個人心理、情緒與信心；皮膚也是人體最外層的防衛系統。

本書解答人們日常最易錯誤和迫切需要了解的美容皮膚保健醫學知識。值得每位男女閱讀，更是美容師和醫護人員必讀好書。

■定價200元

國家圖書館出版品預行編目資料

快速了解疾病與對策：醫師教你ＤＩＹ／褚柏顯著·
——第一版．——台北市：文經社，1998〔民87〕
面；　公分．——（文經家庭文庫；68）
ISBN 957-663-217-X（平裝）

1. 醫學 2.家庭醫學
415　　87014349

文經社

文經家庭文庫 68
快速了解疾病與對策

著作人—褚柏顯
封面攝影—鍾豐義
責任編輯—康敏鋒
封面設計—貓頭鷹設計
發行人—趙元美
社長—吳榮斌
總編輯—王芬男
企劃主編—康敏鋒
美術設計—莊閔淇
出版者—文經出版社有限公司
登記證—新聞局局版台業字第2424號
＜總社·編輯部＞（文經大樓）：
地址—台北市 104 建國北路二段66號11樓之一
電話—（02）2517-6688（代表號）
傳真—（02）2515-3368
＜業務部＞：
地址—台北縣 241 三重市光復路一段61巷27號11樓A
電話—（02）2278-3158·2278-2563
傳真—（02）2278-3168
郵撥帳號—05088806文經出版社有限公司
印刷所—松霖彩色印刷事業有限公司
法律顧問—鄭玉燦律師（02）2369-8561
發行日—1998年12月第一版第1刷

定價／新台幣 200 元　Printed in Taiwan

文經社

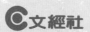